U0806719

内科常见疾病的治疗与合理用药

主　编　黄　振　李厚玲　孙启利　刘建玲　褚　雨　贾婷婷

上海科学技术文献出版社

图书在版编目（CIP）数据

内科常见疾病的治疗与合理用药 / 黄振等主编. 上海 ： 上海科学技术文献出版社， 2024. -- ISBN 978-7-5439-9123-1

Ⅰ. R5

中国国家版本馆 CIP 数据核字第 2024J1T670 号

责任编辑： 王　珺

内科常见疾病的治疗与合理用药

NEIKE CHANGJIAN JIBING DE ZHILIAO YU HELI YONGYAO

黄　振　李厚玲　孙启利　刘建玲　褚　雨　贾婷婷　主　编

出版发行：上海科学技术文献出版社

地　　址：上海市长乐路746号

邮政编码：200040

经　　销：全国新华书店

印　　刷：北京兰星球彩色印刷有限公司

开　　本：787*1092　1/16

印　　张：15.5

字　　数：21万字

版　　次：2024年7月第1版　2024年7月第1次印刷

书　　号：ISBN 978-7-5439-9123-1

定　　价：148.00元

http://www.sstlp.com

《内科常见疾病的治疗与合理用药》

编委会

主　编

黄　振　滕州市中心人民医院

李厚玲　枣庄市峄城区人民医院

孙启利　枣庄市精神卫生中心

刘建玲　枣庄市立医院

褚　雨　枣庄市立医院

贾婷婷　枣庄市立医院

副主编

周文杰　枣庄市妇幼保健院

何柱裕　枣庄市立医院

于　利　枣庄市薛城区兴城社区卫生服务中心

于　雪　滕州市中心人民医院

苏　伟　枣庄市市中区永安镇中心卫生院

林　潇　枣庄市立医院

前　言

当今医学领域，内科作为临床医学的基础与核心分支，其重要性不言而喻。内科疾病种类繁多，病情复杂多变，不仅要求医生具备扎实的理论基础，更需拥有丰富的临床经验和合理的用药策略。为了满足广大医务工作者，尤其是住院医师、实习医师、基层医务工作者以及高等医学院校学生在学习内科疾病治疗与合理用药方面的迫切需求，我们精心编写了这本《内科常见疾病的治疗与合理用药》。

本书秉承“基础与临床相结合，理论与实践并重”的原则，从内科疾病的基本概念出发，深入浅出地剖析了每种疾病的发病机制、临床表现、诊断与鉴别诊断过程。我们深知，准确的诊断是有效治疗的前提，因此，在诊断部分，我们不仅提供了详尽的诊断标准，还强调了鉴别诊断的重要性，帮助读者在临床实践中避免误诊、漏诊。在治疗原则方面，对于每种疾病，我们都详细列出了合理用药的原则和具体药物选择，旨在提高读者的临床用药水平，确保治疗的安全性和有效性。

本书编写过程中，我们力求内容条理清晰、简明扼要，既便于读者快速掌握重点，又保证了信息的全面性和准确性。我们相信，无论是对于初学者还是有一定经验的医务工作者，本书都将成为一本不可多得的实用参考书。

目　录

第一章 呼吸系统疾病

第一节 急性气管一支气管炎

急性气管一支气管炎（acute tracheobronchitis）是由生物、物理、化学刺激或过敏等因素引起的急性气管一支气管黏膜炎症。多为散发，无流行倾向，年老体弱者易感。临床症状主要为咳嗽和咳痰。常发生于寒冷季节或气候突变时。也可由急性上呼吸道感染迁延不愈所致

【病因和发病机制】

（一）微生物

病原体与上呼吸道感染类似。常见病毒为腺病毒、流感病毒（甲、乙）、冠状病毒、鼻病毒、单纯疱疹病毒、呼吸道合胞病毒和副流感病毒。常见细菌为流感嗜血杆菌、肺炎链球菌、卡他莫拉菌等，近年来衣原体和支原体感染明显增加，在病毒感染的基础上继发细菌感染亦较多见。

（二）物理、化学因素

冷空气、粉尘、刺激性气体或烟雾（如二氧化硫、二氧化氮、氨气、氯气等）的吸入，均可刺激气管以至气管黏膜引起急性损伤和炎症反应。

（三）过敏反应

常见的吸入致敏原包括花粉、有机粉尘、真菌孢子、动物毛皮排泄物；或对细菌蛋白质的过敏，钩虫，蛔虫的幼虫在肺内的移行均可引起气管一支气管急性炎症反应。

【临床表现】

1. 初起有不同程度的上呼吸道感染症状如鼻塞、喷嚏、咽痛咽痒、声音嘶哑、头痛、周身不适或肌肉疼痛，轻度畏寒、发热等。开始时咳嗽不明显或轻度刺激性咳嗽，无痰或少痰，I-2天后咳嗽加重，痰量增多，由黏液转为黏液脓性痰，较重者呈阵发性咳嗽或终日咳嗽。

2. 伴发支气管痉挛时可有气急和哮鸣。

3. 本病一般呈自限性，体温可在1周内恢复正常，但咳嗽有时延长数周方愈。

【辅助检查】

（一）血象　白细胞计数和分类多无明显改变，细菌感染较重时白细胞计数可增高。

（二）病原学检查　痰涂片或培养可发现致病菌。

（三）X线检查　X线胸部X线检查大多数正常或仅有肺纹理增粗。

【诊断】

I，无慢性咳喘史。

2。继发上呼吸道感染，伴咳嗽、咯痰、痰量逐渐增多。听诊双肺呼吸音粗糙，有散在干性或湿性啰音，偶有哮鸣音。

3，实验室检查：病毒感染，血象无异常。细菌感染，白细胞总数及中性粒细胞可轻度升高。

4. x线检查：无异常，或有肺纹理略粗。

5. 本病应注意与上呼吸道感染、肺炎相鉴别。

【治疗用药】

（1）止咳化痰：复方甘草合剂10毫升，1日3次，或喷托维林25—50毫克，1日3次，或沐舒痰30毫克，1日3次。兼喘者，茶碱控释片0，1克，1日2次，或沙丁胺醇2．4-4．8毫克，1日3次。

（2）抗感染治疗：口服：阿莫仙腔囊0,5克，1日3次，或交沙霉素0．4克，1日9次，或希刻劳0．5克，1日3次；肌注：青霉素160万单位，1日2次，或克林霉素600毫克，日2次。

（3）发热者，给予APC或百服宁治疗。

第二节　支气管哮喘

支气管哮喘，简称哮喘，是由嗜酸性粒细胞、肥大细胞、T淋巴细胞等多种炎性细胞参与的气道慢性炎症。临床上表现反复发作的喘息、呼吸性呼吸困难、胸闷或咳嗽等症状，并可出现广泛多变的可逆性气流受限及气道不可逆性缩窄。本病可发生于任何年龄，但半数以上在12岁以前发病。

【病因】

（一）气道炎症　哮喘患者气道病理改变均有炎症的一般特点，如炎细胞浸润、小血管充血和渗出等。

（二）气道高反应性　气道高反应性指气道对各种抗原或非特异性刺激的收缩反应增强。常见过敏原如花粉、尘螨等。非特异性刺激包括介质如组胺、腺苷、前列腺素等；药物如普萘洛尔、阿司匹林等；物理因素如运动、过度通气、不等渗盐水吸入等。

（三）神经机制　肾上腺素能神经、胆碱能神经和非肾上腺素能非胆碱能神经对气道平滑肌张力、气道黏液腺分泌、微血管血流、通透性和炎细胞释放介质有调节作用。炎性介质与神经递质之间相互关联。通过神经机制可加重或减轻气道炎症。

（四）感染　特别是呼吸道感染加重支气管黏膜充血、水肿及分泌物增加造成痰栓，阻塞气道，细菌及其代谢产物刺激气道胆碱能神经纤维引起迷走神经介导的支气管痉挛；病毒感染尤其是呼吸道合胞病毒和鼻病毒感染可使气道反应性增加，气道高反应性加剧。

（五）遗传因素　哮喘有家族聚集性。

（六）其他因素　如吸烟者具有气道高反应性。空气污染如空气中有螨虫、花粉等，食物如牛奶、鱼、虾等，均可引起哮喘。

【临床表现】

（一）症状和体征　哮喘的临床症状因发作的轻重和支气管狭窄的程度而异，典型的症状为发作性呼吸困难、哮鸣和咳嗽，有时咳嗽为唯一症状。哮喘症状可在数分钟内发作，经数小时至数天，用支气管扩张药或自行消失。常有既往哮喘发作史，因某种激发因素，如运动、接触某种致敏物、上呼吸道感染或精神刺激等引起。哮喘发作时，胸廓饱满，呼气音延长，有广泛的哮鸣音，但在轻度哮喘或非常严重哮喘发作，哮鸣音可不出现。若有呼吸频率增快、心率增快、奇脉、发绀、胸腹反常运动，则提示病情严重。

【辅助检查】

（一）呼吸功能监测　呼气流量峰值（PEF）测定，每日需测定两次，清晨起床和 10～12 h 后各测 1 次（或用支气管舒张剂前后各测 1 次），计算每日 PEF 变异率。

PEF〈预计值的 80％或 PEF 变异率>15％，则表示病情需要治疗和继续监测。

（二）血气分析　严重哮喘发作可有不同程度的低氧血症。PaO_2降低。$PaCO_2$一般正常或降低。$PaCO_2$增高提示气道阻塞非常严重或呼吸肌疲劳衰竭。

（三）胸部X线检查　哮喘发作期，胸部X线检查常显示两肺过度充气，心影狭长。心影若增大提示心脏并发症，需进一步检查。并需排除其他合并症如肺炎、肺不张、气胸、纵隔气肿、支气管黏液嵌塞等。

（四）血象　周围血白细胞总数和分类一般正常，发作时可有嗜酸性粒细胞增高。

（五）痰液检查　涂片在显微镜下可见较多嗜酸性粒细胞、尖棱结晶、黏液栓和透明的哮喘株。

（六）心电图检查　哮喘发作时心电图常显示窦性心动过速，有时可见电轴右偏、顺钟向转位、右束支传导阻滞、室性期前收缩等。

【诊断】

本病诊断依据如下：

1.反复发作的喘息、呼吸困难、胸闷或咳嗽，多与接触变应原、冷空气、物理、化学性刺激、病毒性上呼吸道感染、运动等有关。

2.发作时在双肺可闻及散在弥漫性、以呼气相为主的哮鸣音，呼气相延长。

3.上述症状可经治疗或自行缓解。

4.症状不典型者（如无明显喘息和体征）至少有下列三项中的一项阳性：①支气管激发试验或运动试验阳性；②支气管舒张试验阳性[经吸入β_2肾上腺素能受体激动剂时，第1秒用力呼气量（FEV_1）增加15%以上，且FEV_1增加绝对值>200ml]；③PEF日内变异率或昼夜波动率≥20%。

5.除外其他疾病所引起的喘息、胸闷和咳嗽。

【治疗】

哮喘的防治原则是消除病因、控制急性发作、巩固治疗、防止复发。

（一）脱离变应原　对于能找到引起哮喘发作的变应原或其他非特异性触发因素，应立即使患者脱离变应原的接触，这是哮喘最有效的治疗方法。

（二）治疗哮喘药物的应用

1.支气管舒张药　应用原则为：①在哮喘急性发作时，吸入$β_2$肾上腺素能受体激动剂等支气管舒张药作为缓解症状的首选药，但抗炎药物也应配合使用；②若应用支气管舒张药的次数较多，如每日吸入$β_2$肾上腺素能受体激动剂4次以上时，就应加强抗感染治疗；③采用手持定量雾化（MDI）吸入支气管舒张药是缓解哮喘发作的最重要的给药方式，可使药物以较高浓度迅速直接进入气道内，因此具有见效快、疗效好、用药量少和副作用小等优点；④尽量避免药物的副作用。

1）$β_2$肾上腺素能受体激动剂：是控制哮喘急性发作的首选药物，主要通过与支气管平滑肌表面的$β_2$肾上腺素能受体结合，激活腺苷酸环化酶，使细胞内环磷酸腺苷（CAMP）含量升高，从而使气道平滑肌松弛。

常用的短效$β_2$肾上腺素能受体激动剂有沙丁胺醇、特布他林和非诺特罗，作用时间为4～6h。新型长效$β_2$肾上腺素能受体激动剂，丙卡特罗、沙美特罗和班布特罗，作用时间达12～24 h，适用于夜间哮喘。

沙丁胺醇和特布他林喷雾吸入用法为每次喷200μg，每日3～4次，每次1～2喷，副作用少；口服剂量为每次2～2.5mg，每日3次，可出现心悸、骨骼肌震颤等副作用；静脉注射用药用于严重哮喘，因易引起心悸，只在其他疗法无效时使用，如沙丁胺醇用法为 0.5mg，滴速 2～4μg/min。

2）茶碱类药物：除能抑制磷酸二酯酶，提高平滑肌细胞内 CAMP 含量外，还同时具有腺苷受体拮抗作用，增加内源性儿茶酚胺的释放，促进细胞外钙离子内流，兴奋呼吸中枢，增加呼吸中枢对 CO_2 的敏感性，改善呼吸肌的收缩功能等。

茶碱类药物有氨茶碱、喘定（二羟丙茶碱）、胆茶碱等。临床常用氨茶碱，一般口服剂量为每日 6～10mg/kg，分次服用，剂量为每日 1g；静脉注射首次剂量为 4～6mg/kg，用 500g/L（50%）的葡萄糖液 20~40ml 稀释后缓慢注射（注射时间应在 10min 以上），静脉滴注维持量为 0.8～1.0mg/kg。氨茶碱的副作用主要为胃肠道反应、中枢神经兴奋和心脏兴奋作用，如恶心、呕吐、焦虑、震颤、头痛、心悸等，静脉注射过快或剂量过大可导致心律失常、血压下降、惊厥，甚至猝死。静脉用药主要用于哮喘危重患者。

3）抗胆碱药：抗胆碱药主要通过与乙酰胆碱竞争 M 受体抑制三磷酸鸟苷（(GTP）转化为环磷酸鸟苷（CGMP）而起支气管扩张作用。阿托品虽有一定疗效，但副作用大，特别是抑制气道腺体分泌致痰液黏稠，加重呼吸道阻塞。异丙托溴铵（异丙托溴铵）对支气管平滑肌的 M 受体具有较高选择性，对心血管系统无明显影响，副作用较少。该药作用维持 4～6h，可采用手持定量雾化（MDI），每次 25～75μg，每日 3 次，大剂量使用有口干、肌肉震颤等。抗胆碱能药与 β_2 肾上腺素能受体激动剂合用有协同作用，目前在临床已较广泛应用的何必特气雾剂就是含有沙丁胺醇和异丙托溴铵的二合一制剂，平喘效果较好。

2.抗炎药

1）肾上腺糖皮质激素（激素）：激素与炎性细胞的特异性受体相结合，进入细胞核内诱导生成脂可的松，后者具有抑制磷酸酯酶 A_2 的作用，从而抑制炎症过程及炎性介质释放，并降低气道高反应性；激素还可提高 $β_2$ 肾上腺素能受体功能，因此对长期应用 $β_2$ 肾上腺素能受体激动剂的患者非常重要，因为这些患者往往有 $β_2$ 肾上腺素能受体功能下降；同时激素还可增加组织细胞对缺氧的耐受性。

（1）吸入用药：吸入剂有倍氯米松和布地奈德，后者作用比前者强 2 倍，副作用少。吸入剂是哮喘长期抗感染治疗的最常用药，用量一般为每 1 日 200～600μg，大剂量可用至每日在 600μg 以上。

（2）口服用药：常用制剂有泼尼松和泼尼松龙，适用于吸入激素无效或需要短期加强的患者。用法主张大剂量、短疗程，剂量为每日 30～40mg，症状缓解后逐渐减量至每日≤10mg，然后停用或改用吸入剂。

（3）静脉用药：常用制剂有琥珀酸氢化可的松、地塞米松和甲泼尼龙，用于重症哮喘患者，宜采用早期、短程、足量、静脉给药。琥珀酸氢化可的松每日量为 100～400 mg，地塞米松每日量为 10～30mg，甲泼尼龙每日量为 80～160 mg。病情缓解后逐渐减量，然后改用口服和雾化吸入剂维持。

2）色甘酸钠：系一种非激素抗炎药，能预防变应原引起速发和迟发反应，以及运动和过度通气引起的气道收缩。用法为雾化吸入 3.5～7 mg 或粉剂吸入 20 mg，每日 3～4 次，可预防或控制哮喘发作，但效果不及激素。

3.其他药物酮替酚、阿司咪唑（阿司咪唑）等对季节性哮喘和轻度哮喘有一定效果。钙通道阻滞剂硝苯地平对特异性或非特异性气道反应有一定保护作用，对慢性哮喘合并高血压、心脏病等不宜用 $β_2$ 肾上腺素受体激动剂的患者，可作为二线用药。

（三）哮喘急性发作期的治疗

1.轻度至中度哮喘急性发作　开始 1 h 内，吸入短效β_2肾上腺素受体激动剂，一般能迅速缓解气流阻塞症状，PEF 回升至 80%以上，并维持 3～4h 以上，可继续间断吸入支气管舒张药，也可加用氨茶碱控制夜间发作，若单用β_2肾上腺素能受体激动剂吸入 1 h 症状无改善，PEF50％～70％，应使用激素以加速哮喘的缓解，并可静脉注射氨茶碱。

2.重度至危重哮喘急性发作

1）给氧：用鼻导管或面罩吸氧，使得 PaO_2>8.0kPa(60mmHg)，SaO_2 ≥90％。

2）解除支气管痉挛：持续雾化吸入β_2肾上腺素能受体激动剂，或静脉滴注沙丁胺醇或氨茶碱，静脉滴注激素。

3）补液：因摄入不足、呼吸道失水增多、感染、发热及茶碱等药物的利尿作用，一般均有失水，如脱水不能及时纠正，将使支气管分泌物黏稠，引流不畅，加重气道阻塞。补液应为每日 2000～3000 ml，使尿量达到每日 1 000ml 左右；有心力衰竭者，补液量应限制，补盐水尤应慎重。

4）纠正酸碱失衡和电解质紊乱：呼吸性酸中毒时，应及时用人工通气纠正缺氧和 CO_2潴留。以代谢性酸中毒为主者，应使用 50g/L（5％）的碳酸氢钠。严重酸中毒，钾从细胞内移出，血钾升高，但应用β_2肾上腺素能受体激动剂和激素后，钾排出增多，加上进食减少，补钾不足等因素，可无高血钾，甚至出现低血钾。重度及危重哮喘患者因大量排汗，进食少，可伴低钠、低氯，所以要监测电解质变化，并及时纠正。

5）促进排痰：除补液外，其他方法有湿化呼吸道稀释痰液、应用祛痰剂、定时变换体位、鼓励患者咳痰，或轻叩背部等。

6）机械通气：当患者出现下列情况之一时可考虑进行机械通气：①呼吸、心跳停止；②严重意识障碍；③在充分氧疗基础上 PaO_2 仍小于 8.0 kPa(60mmHg)；④$PaCO_2$ 进行性升高，每小时升幅达 0.67kPa(5mmHg)，且绝对值大于 6.65 kPa(50mmHg)；⑤呼吸性酸中毒或合并代谢性酸中毒，pH 值<7.25；⑥呼吸频率减慢，心率加快在 140 次 / min 以上或有奇脉；⑦合并气胸或纵隔气肿，可经闭式引流后再行机械通气。

7）控制感染：重度及危重哮喘往往由于感染诱发，即使不因感染所致，但严重气道阻塞、体力耗竭、大量用激素等也易诱发呼吸道感染，因而对重症哮喘都应给予抗生素治疗。

8）并发症的防治：对并发脑水肿、消化道出血、休克、心律失常、肺水肿、心力衰竭等严重并发症，应密切观察并及时防治。

（四）哮喘非急性发作期的分级治疗

1. 一级治疗　用于轻度哮喘，只需间歇应用短效 β_2 肾上腺素能受体激动剂。

2. 二级治疗　用于中度哮喘，β_2 肾上腺素能受体激动剂与激素合用，激素如倍氯米松吸入，每日 400～800μg。

3. 三级治疗　用于中度偏重或二级治疗未能控制的哮喘，激素吸入可增至每日 800～1000μg。

4. 四级治疗　适用于重度哮喘。采用多种药物联合治疗，包括：①大剂量激素吸入，如倍氯米松吸入每日 800～1 000μg；②口服缓释茶碱或（和）长效 β_2 肾上腺素能受体激动剂；③可加用抗胆碱药；④口服激素；⑤按需吸入短效 β_2 肾上腺素能受体激动剂，每日至多 4 次。

对每级治疗反应良好者，持续数周，可考虑降级治疗，确定最佳治疗方案。

（五）特异性免疫疗法 对于明确存在特异性抗原，无法回避且用药物治疗不能控制症状的患者和青年型轻至中度过敏性哮喘，可用特异抗原的提取液进行特异性减敏治疗。一般用质量浓度为1：5000、1：1000、1：100等，剂量从低质量浓度0.05～0.1 ml开始，皮内注射，每周1～2次，逐步增量，维持1年以上或在每年季节性发作前注射2～3个月。

第三节 慢性肺源性心脏病

慢性肺源性心脏病简称慢性肺心病，是由于支气管、肺、胸廓或肺动脉的慢性病变所致的肺循环阻力增加、肺动脉高压，进而引起右心室肥厚、扩大，甚或右心衰竭的心脏病。本病患病年龄多在40岁以上，患病率随年龄增长而增高，急性发作以冬、春季多见。慢性肺心病又分为急性发作期和缓解期，急性上呼吸道感染又是导致急性发作的主要原因。因此病易反复发作，日益加重，若在急性发作期认识不足，诊治不力，即会出现肺性脑病、慢性呼吸衰竭、酸碱平衡失调、电解质紊乱、心律失常、休克、循环障碍、上消化道出血及弥散性血管内凝血（DIC），甚至出现多脏器功能衰竭危及生命。

【病因】

慢性肺心病的病因按病变发生的部位和功能的变化，一般可分为下列五大类：

（一）支气管、肺疾病 最为常见，占80%～90%。病变原发于支气管，引起气道阻塞、肺泡过度膨胀或破裂形成肺大泡者，称为阻塞性肺疾病，如慢性支气管炎、阻塞性肺气肿和晚期支气管哮喘等。病变发生于肺实质或间质引起肺泡弹性减退或肺泡扩张受限者，称为限制性肺病，如重症肺结核、弥漫性肺间质纤维化、支气管扩张、硅肺、农民肺（吸入发霉的干草、谷物所致）、结节病和结缔组织病等。

（二）严重的胸廓畸形　较少见，如脊柱结核，脊柱后、侧凸，类风湿性关节炎，广泛的胸膜增厚粘连，胸廓改形术后，使胸廓活动受限，肺脏受压，支气管扭曲变形；或可发生肺纤维化、肺不张、代偿性肺气肿等，引起肺泡通气不足，动脉血氧降低、肺血管功能性收缩，从而发生肺动脉高压和慢性肺心病。

（三）肺血管疾病　甚少见，如原发性肺动脉高压、结节性肺动脉炎、广泛或反复发生的多发性肺小动脉栓塞和肺小动脉炎以及原发性肺动脉血栓形成等，均可引起血管内膜增厚、管腔狭窄、阻塞，或血管扩张度降低，从而发生肺动脉高压、右心负荷加重，并发展为慢性肺心病。

（四）神经肌肉疾病　较罕见，如脑炎、脊髓灰质炎、格林-巴利综合征、重症肌无力、肌营养不良和肥胖通气不良综合征等。由于呼吸中枢的兴奋性降低，或神经肌肉的传递功能障碍，或呼吸肌麻痹、呼吸活动减弱，导致肺泡通气功能不足。

（五）其他　如高原性低氧血症引起的肺心病、原发性肺泡通气不足及先天性口咽畸形等亦可导致慢性肺心病。

【临床表现】

本病发展缓慢，临床上除原有肺、胸疾病的各种症状和体征外，主要是逐步出现肺、心功能衰竭以及其他器官损害的征象。按其功能的代偿期与失代偿期进行分述。

一、肺、心功能代偿期（包括缓解期） 此期主要是慢阻肺的表现。慢性咳嗽、咳痰、气促，活动后可感心悸、呼吸困难、乏力和劳动耐力下降。体检可有明显肺气肿征，听诊多有呼吸音减弱，偶有干、湿性啰音，下肢轻微浮肿，下午明显，次晨消失。心浊音界常因肺气肿而不易叩出。心音遥远，但肺动脉瓣区可有第二心音亢进，提示有肺动脉高压。三尖瓣区出现收缩期杂音或剑突下示心脏搏动，多提示有右心室肥大。部分病例因肺气肿使胸膜腔内压升高，阻碍腔静脉回流，可见颈静脉充盈。又因膈下降，使肝上界及下缘明显地下移，应与右心衰竭的肝淤血症征象鉴别。肺心病患者常有营养不良的表现。

二、肺、心功能失代偿期（包括急性加重期） 本期临床主要表现以呼吸衰竭为主，有或无心力衰竭。

（一）呼吸衰竭 急性呼吸道感染为常见诱因。

（二）心力衰竭 以右心衰竭为主，也可出现心律失常。

【辅助检查】

一、x 线检查 除肺、胸基础疾病及急性肺部感染的特征外，尚可有肺动脉高压征，如右下肺动脉干扩张，其横径≥15mm；其横径与气管横径之比值≥1．07；肺动脉段明显突出或其高度≥3mm；右心室肥大征，皆为诊断肺心病的主要依据。个别患者心力衰竭控制后可见心脏外影有所缩小。

二、心电图检查 主要表现有右心室肥大的改变，如电轴右偏，额面平均电轴≥+90o，重度顺钟向转位，Rv1+Sr5≥1．05mV 及肺型 P 波。也可见右束支传导阻滞及低电压图形，可作为诊断肺心病的参考条件。在 V1、V2 甚至延至 V3，可出现酷似陈旧性心肌梗死图形的 QS 波，应注意鉴别。典型肺心病。

三、心电向量圈检查　　主要表现为右心房、右心室肥大的图形。随右心室肥大的程度加重，QRS 方位由正常的左下前或后逐渐演变为向右、再向下、最后转向右前，但终末部仍在右后。QRS 环自逆钟向运行或“8”字形发展至重度时之顺钟向运行。P 环多狭窄，左侧与前额面 P 环振幅增大，最大向量向前下、左或右。一般说来，右心房肥大越明显，则 P 环向量越向右。

四、超声心动图检查 ·通过测定右心室流出道内径(≥30mm)，右心室内径(≥20mm)，右心室前壁的厚度，左、右心室内径的比值(<2)，右肺动脉内径呈 qR，V5R / S<1，Rv1+Sv5=1：5mV 或肺动脉干及右心房肥大等指标，以诊断肺心病。

五、肺阻抗血流图及其微分图检查　　国内的研究证明肺心病时肺阻抗血流图的波幅及其微分波值多降低，Q—B（相当于右室射血前期）时间延长，B-Y（相当右室射血期）时间缩短，Q—B / B-Y 比值增大，对诊断肺心病有参考意义，并对预测肺动脉压及运动后预测隐性肺动脉高压有明显的相关性，有一定参考价值。

六、动脉血气分析　　肺心病肺功能代偿期可出现低氧血症或合并高碳酸血症，当　一、急性加重期　　积极控制感染；通畅呼吸道，改善呼吸功能；纠正缺氧 Paco2<60mmH、PaC02>50mmHg 表示有呼吸衰竭。

七、血液检查　　红细胞及血红蛋白可升高。全血黏度及血浆粘度可增加，红细胞电泳时间常延长；合并感染时，白细胞总数增高，中性粒细胞增加。部分患者血清学检查可有肾功能或肝功能改变；血清钾、钠、氯、钙、镁均可有变化。除钾以外，其他多低于正常。

八、其他　　肺功能检查对早期或缓解期肺心病患者有意义。痰细菌学检查对急性加重期肺心病可以指导抗菌药物的选用。

【诊断】

在本病诊断时注意以下几项：

1. 具有慢性支气管炎等肺、胸疾病的病史。

2. 存在慢性阻塞性肺气肿或慢性肺间质纤维化等基础疾病的体征。

3. 出现肺动脉高压的客观征象。

4. 具有右心损害如右室肥大的各种表现。

5. 肺、心功能失代偿期的患者则有呼吸衰竭和右心衰竭的临床征象和血气改变。

【治疗】

肺心病分为急性发作期的处理和缓解期的康复治疗。慢性肺心病患者其所发生的低氧血症和高碳酸血症常影响全身各重要脏器和组织，从而引起多系统、多器官功能损害和衰竭。因此肺心病的治疗，除处理肺、胸基础疾病，改善肺心功能外，还必须维护各系统器官的功能，采取积极的措施予以救治。

（一）控制呼吸道感染　控制感染是治疗肺心病的关键环节。由于肺心病患者的反复呼吸道感染，常为多病原菌的混合感染，故较顽固难治。因此，对抗生素的选用本着广谱、联合、敏感、足量、合理和足够、静脉滴注给药的原则。常选用青霉素类、头孢菌素类、大环内酯类、氨基糖苷类、喹诺酮类等抗生素治疗。

1. 致病菌未查明之前（培养之前）　下列方案任选其一即可：

1）头孢菌素+氨基糖苷类+甲硝唑。用法：头孢拉定 5~7 g，阿米卡星 0.6 g，甲硝唑 1.0 g，分别静脉滴注，每日 1 次，10 d 为 1 疗程。

2）青霉素+氨基糖苷类+克林霉素。用法：青霉素 800 万 U，妥布霉素 240 mg，克林霉素 1.2 g，分别静脉滴注，每日 1 次，10~15 d 为 1 疗程。

3）大环内酯类+喹诺酮类。用法：林可霉素 1.8 g，氟罗沙星 0.4g，分别静脉滴注，每日 1 次，10～15d 为 1 疗程。

2. 致病菌查明后可按下列方案实施：

1）革兰阳性球菌感染：如肺炎链球菌、流感嗜血杆菌等，采用较大剂量青霉素 G 静脉滴注治疗，也可选用大环内酯类抗生素和四环素类抗生素。对耐药的金黄色葡萄球菌感染可采用苯唑西林，或第 1 代头孢菌素和第 2 代头孢菌素等治疗。

2）革兰阴性杆菌感染：如克雷白杆菌、大肠埃希菌等，目前多主张联合应用第 2 或第 3 代头孢菌素（头孢哌酮、头孢曲松、头孢他啶）加氨基糖苷类抗生素（阿米卡星、妥布霉素）治疗。

3）铜绿假单胞菌感染：以头孢他啶为首选。

4）真菌感染：以氟康唑为常用药物。

5）其他病原体感染：厌氧的革兰阴性杆菌可用氯霉素、羧苄西林等；厌氧球菌用红霉素、林可霉素、甲硝唑、替硝唑等；支原体感染首选大环内酯类抗生素和四环素类抗生素；军团菌感染首选红霉素和利福平。

（二）保持呼吸道通畅　主要措施为解痉平喘和清除痰液。

1. 支气管舒张剂　主要应用选择性 β_2 肾上腺素能受体激动剂和茶碱类药物。如 $\beta_{2肾上腺素}$受体激动剂沙丁胺醇 2.4～4.8mg 口服，或气雾剂吸入，每日 3 次。氨茶碱 0.1～0.2g 口服，每日 3 次，或 0.25 g 加入 100g／L（10％）的葡萄糖液 40 ml 中缓慢静脉注射（10 min 以上），而后，以氨茶碱 0.5~0.75 g 加入 50～100g/L（5％～10％）的葡萄糖液 500 ml 缓慢静脉滴注。

2.消除气道非特异性炎症　肾上腺糖皮质激素用于治疗COPD应严格掌握指征，气道阻塞具有逆转可能性者方可考虑使用。以下均可考虑使用肾上腺糖皮质激素：①应用β_2肾上腺素受体激动剂后第1秒用力呼气量（FEV_1）较用药前增加≥15%，其气道具有一定的可逆性者；②对多种过敏原皮肤试验50%以上呈阳性的特异性者；③血浆花生四烯酸代谢产物如血栓素A_2(TXA_2)、白三烯（LT）、前列腺素$F_2\alpha$（$PGF_2\alpha$）等水平升高者；④痰或周围血嗜酸粒细胞计数增高者。可采用地塞米松每日10 mg静脉滴注，症状控制后改为泼尼松片口服。

3.减少气道分泌物　可采取以下方法：①黏液溶解剂和祛痰剂；②纠正失水、湿化气道；③物理方法促进排痰。

（三）纠正缺氧和CO_2潴留

1.合理氧疗　肺心病急性发作期必须给氧已毋庸置疑，因为肺心病患者常发生Ⅱ型呼吸衰竭，适宜持续低流量给氧，目前多数学者认为肺心病急性加重期氧疗宜长不宜短。因控制呼吸道感染需7～10 d，营养改善和体力恢复需2～3周，以给氧4周左右为宜。给氧流量为1～2 L / min，吸入氧体积分数（浓度）为25%～29%。

2.呼吸兴奋剂的应用　应首先在改善气道阻塞的基础上再使用。尼可刹米0.375 g或洛贝林（山梗菜碱）3 mg，肌肉注射，2～4h1次，病情严重时可用尼可刹米1.875～3.75 g加入100 g / L（10%）的葡萄糖液500ml中静脉滴注。

3.建立人工气道与机械通气

1）指征：肺心病急性发作期患者经控制呼吸道感染、保持呼吸道通畅及纠正缺氧和CO_2潴留等处理后，意识障碍仍重，呼吸极度困难，PaO_2<6.65 kPa(50mmHg)，$PaCO_2$>7.3 kPa(55 mmHg)，应考虑建立人工气道并进行机械通气。

2）呼吸机及通气形式的选择：一般多采用间歇正压呼吸（IPPB），具有自主呼吸的患者可适当配合间歇指令通气（IMV）进行辅助，而呼气终末正压呼吸（PEEP）则多用于伴有肺水肿或急性呼吸窘迫综合征（ARDS）的患者。

3）人工通气的调节：通气量一般从400～600ml开始，或正压吸气时以能见到胸腹部明显运动为度。

4）呼吸机的撤离：其指征是患者神志清楚，自主呼吸稳定，呼吸频率<35次/min，潮气量>10 ml/kg，以及PaO2≥8.0 kPa(60mmHg)，高碳酸血症已经纠正。

（四）降低肺动脉压

1.原发病的治疗　对COPD伴肺动脉高压者，在控制感染、解痉、平喘、改善缺氧后，多数患者肺动脉压可降至正常。

2.氧疗　COPD伴肺动脉高压必须进行氧疗，有人主张每日吸氧时间大于15 h，特别注意夜间持续氧疗，能坚持氧疗者可延缓肺心病的发生。

3.血管扩张剂应用　α受体阻滞剂如酚妥拉明，钙通道阻滞剂如硝苯地平、维拉帕米，血管紧张素转换酶抑制剂如卡托普利、依那普利，亚硝酸盐类如硝酸甘油等，均有较好的降肺动脉压作用，但其选择性差，在降肺动脉压的同时也使体循环血压下降，有发生直立性低血压的危险，应予重视。

4.前列腺素类　前列环素和前列腺素E。均有较强的扩血管作用，且对肺血管的选择性较好。前列腺素E2～6 ng（kg·min）的速度维持；前列腺素E_1常用剂量为0.01～0.02μg/(kg·min)。

（五）右心衰竭的治疗

1.利尿剂　主要是以减少血容量和减轻右心负荷、消肿为其目的。一般轻度水肿可不用利尿剂，中度水肿可用氢氯噻嗪 12.5～25mg，每日 1～3 次，或用氨苯蝶啶 50～100mg。每日 1～3 次，重度水肿口服无效者，可应用呋塞米 20～40mg 肌肉或静脉注射。利尿时应注意补钾。

2.强心剂　对经控制感染，改善肺心功能及应用利尿剂有效的右心衰竭患者一般不用强心剂。如经上述处理后右心功能未能改善或以右心衰竭为主要表现而无明显呼吸道感染征象者可考虑谨慎使用强心剂。应用原则是选用作用快、排泄快、常用量的 1／2～1／3，因肺心病长期慢性缺氧，对洋地黄制剂耐受很低，疗效差而易中毒，诱发心律失常，加重病情。近年来，非洋地黄类正性肌力药物已广泛用于治疗肺心病心力衰竭，并取得了一定疗效。常用毒毛花苷 K0.125～0.25mg，或毛花苷 C0.2～0.4 mg，加入 100 g／L（10%）的葡萄糖液 20～40 ml 内静脉推注，必要时重复 1 次，疗程 3～5 d。非洋地黄类常用β受体兴奋剂多巴酚丁胺 40~60 mg 加入 100 g／L（10%）的葡萄糖液 500 ml 中静脉滴注，每日 1 次，用至心力衰竭控制。还可用磷酸二酯酶抑制剂氨力农，氨力农与洋地黄制剂有相加作用，与β肾上腺素受体激动剂有协同作用，既不增加心率，亦不诱发心律失常。用法为先静脉推注 0.75mg／kg，后静脉滴注 5～10mg／(kg·min)，对心力衰竭较好。

3.血管扩张剂　应用血管扩张剂治疗肺心病的目的，在于解痉，降低气道阻力，改善通气功能，扩张小动脉，降低肺血管阻力，减轻右心室压力负荷，降低肺动脉高压，改善右心室功能。血管扩张剂有：①直接扩张血管平滑肌药物，如硝普钠、肼屈嗪等。用法：硝普钠 25 mg 加入 100g／L（10%）的葡萄糖液 250～500 ml 中静脉滴注，每日 1 次。②α受体阻滞剂，如酚妥拉明、哌唑嗪。用法：酚妥拉明 10～20 mg 加入 100 g／L（10%）的葡萄糖液 250～500

mI 中静脉滴注，滴速为 0.04～0.08mg / min，每日 1 次。③钙通道阻滞剂，如硝苯地平、尼卡地平等。用法：硝苯地平每次 10～20mg，口服，每日 3 次。④血管紧张素转化酶抑制剂，如卡托普利、依那普利等，用法：卡托普利每次 25～50mg，口服，每日 2～3 次。⑤其他，如前列腺素 E1，150mg 加入 100g / L（10%）的葡萄糖液 250ml 中静脉滴注。

（六）脑水肿的处理

1. 镇静剂　因能抑制呼吸中枢，故应严格掌握使用。如患者出现烦躁、抽搐和精神症状时可用地西泮 5 mg 肌肉注射，并密切观察其抑制呼吸的副作用。吗啡、哌替啶、巴比妥类药物禁用。

2. 脱水剂　可减轻脑水肿，降低颅内压。一般选用 200g / L（20%）的甘露醇每次 0.5～1.0 g / kg，快速静脉滴注，每日 1～2 次。

3. 肾上腺糖皮质激素　能降低颅内压，减轻脑水肿，解除支气管痉挛，抑制支气管腺体分泌，促进肺部炎症吸收，以及改善因慢性缺氧继发肾上腺皮质功能不全，对肺性脑病尤为有利。

（七）控制心律失常　肺心病患者因低氧血症、高碳酸血症、电解质紊乱，易出现心律失常，以房性心律失常为多见。对于室上性阵发性心动过速、室上性频发期前收缩、心房纤颤、心房扑动等，可选用维拉帕米 5 mg 加入 100g/L（10%）的葡萄糖液 20ml 静脉注射，或 40～80.mg 口服，每日 3 次，亦可用毛花苷 C。对频发性室性期前收缩、室性心动过速，可用利多卡因 50～100mg 静脉注射，继后以 1～3mg / min 静脉滴注，亦可选用美西律 100 mg 静脉滴注，或 200mg 口服，每日 3 次。

（八）营养疗法　肺心病患者由于摄入不足，胃肠功能差，能量需要增加，耗能增加，因为缺氧、呼吸困难，易出现呼吸肌疲劳，患者除食用营养丰富易消化的高热量饮食外，还可静脉补充维生素、脂肪乳、复方氨基酸、白蛋白、新鲜血浆等。

（九）并发症的治疗　肺心病急性加重期除肺心功能衰竭外，可发生多种并发症，如肺性脑病、电解质和酸碱平衡紊乱、休克、上消化道出血、DIC、肝衰竭、肾衰竭、自发性气胸、心律失常、感染等。一旦发生应立即采取相应措施进行诊治。

（十）缓解期的治疗

1.呼吸锻炼　其目的是增强膈肌的活动，提高潮气量，减少呼吸频率，从而改善气体分布，纠正通气／血流比例失调，提高 SaO_2。采用腹式呼吸、缩唇呼吸。

2.提高机体抵抗力　可选用转移因子、胸腺素、干扰素及其诱导剂、丙种球蛋白、多抗甲素等。

第二章 循环系统疾病

第一节 心力衰竭

心力衰竭是指在适当的静脉回流情况下，由于心脏损害所致心排血量绝对或相对减少，不能满足机体组织代谢需要的一种综合征。系由于初始的心肌损害和应力作用，包括收缩期或舒张期心室负荷过重和（或）心肌细胞数量和质量的变化（如心肌梗死、心肌炎等），引起心室和（或）心房肥大、扩张（心室重塑），继以心室舒缩功能低下，逐渐发展而成，常是各种心脏病的严重阶段和最终结局。其主要特点是体或肺循环瘀血和组织灌注不足。心力衰竭的临床分类尚不统一，按发病缓急，可分为慢性心力衰竭和急性心力衰竭；按主要受累心腔不同，可分为左心衰竭、右心衰竭和全心衰竭。

急性心力衰竭

急性心力衰竭是指心脏在短时间内心肌收缩和（或）舒张功能迅速减退，或因心室负荷突然增加而导致心排血量急剧下降的综合征。以急性左心衰竭最为常见，严重者表现为急性肺水肿，可发生心源性休克和心搏骤停。急性右心衰竭较少见，多由急性大块肺梗死或急性右心室心肌梗死所致，本节不作介绍。

【病因】

本症的病因多为急性弥漫性心肌损害(如急性心肌炎、广泛性心肌梗死等)；左心室前或后负荷突然增加（如短时间内大量输液、高血压危象、急性瓣膜损害等）；急性机械性阻塞（如严重的瓣膜狭窄、心室流出道梗阻、心房黏液瘤嵌顿等）；急起的心室舒张受限制（如急性大量心包积液或积血等）；严重心律失常（如室速、室颤或严重心动过缓）等。劳累、感染、激动、快速心律失常常为其诱因。

【临床表现】

根据心脏排血功能减退的程度、速度和持续时间的不同，以及代偿功能的差别可有昏厥、心源性休克、急性肺水肿和心搏骤停四种不同表现，本节只介绍急性肺水肿的临床表现。

（一）症状　突发重度呼吸困难，每分钟呼吸可达 30～40 次，端坐呼吸、烦躁、阵阵咳嗽、面色苍白、发绀、大汗，常咯出白色泡沫样痰，严重者咯出大量粉红色泡沫样痰。

（二）体征　心率、脉搏增快，血压早期升高，后期下降，双肺可闻及广泛性的水泡音和哮鸣音，心尖区可闻及奔马律，但常被肺部水泡音掩盖。

【辅助检查】

（一）X 线检查　X 线示上腔静脉充盈、肺门血管模糊不清、肺纹理增粗和肺小叶间隔增厚。此外，不同心脏病者有相应的 X 线征。

（二）心电图　显示窦性心动过速或各种心律失常、心肌损害等。

（三）超声心动图　可检出相应心脏病的形态学改变。

（四）动脉血气分析　PaO_2 明显下降，$PaCO_2$ 常或下降，pH>7.0。

（五）血流动力学监测　肺毛细血管楔嵌压超过 4 kPa(30mmHg)。

【诊断】

根据心脏病史及典型症状和体征，诊断急性左心衰竭并不困难，主要应与其他原因（特别是血管功能不全）引起的昏厥、休克和肺水肿相鉴别。急性左心衰竭肺水肿的诊断标准为：①有引起急性左心衰竭的基础心脏病变；②突然出现的严重呼吸困难和端坐呼吸；③咳嗽，咯出大量白色泡沫痰或粉红色泡沫痰；④双肺对称性广泛性湿啰音和哮鸣音；⑤胸部 X 线显示肺水肿征象。注意与支气管哮喘相鉴别。

【治疗】

本节只介绍急性肺水肿的治疗。

（一）体位　将患者置于半卧位、双腿下垂，使下肢静脉回流减少。

（二）给氧并消除泡沫　一般给予鼻导管给氧，流量 6～8L / min，严重者采用面罩正压给氧或正压呼吸。将氧气先通过体积分数为 50%～70%，的乙醇或 100 g / L（10%）的硅酮溶液或吸入二甲硅油去泡气雾剂，可消除肺内泡沫，改善肺通气。

（三）镇静　立即静脉注射 3～5 mg 吗啡，必要时 15 min 后重复，共 2～3 次；如病情不十分紧急，亦可 10mg 皮下或肌肉注射，每 3～4h 重复 1 次，但原则上尽量不肌注用药。吗啡能控制烦躁不安及减慢呼吸，既能改善肺换气功能，减轻氧？肖耗，又能减轻心脏前负荷，增加心排血量，是治疗急性左心衰竭肺水肿的有效药物，早期应用效果尤佳。对于高龄、支气管哮喘、昏迷、严重肺部病变、呼吸抑制和心动过缓、房室传导阻滞者应慎用或禁用。对吗啡有禁忌证或不能耐受者，可选用哌替啶 50 mg 或罂粟碱 30～60 mg 或氯丙嗪 25 mg 肌肉注射或静脉注射。

（四）利尿剂　首选呋塞米 20～40 mg 静脉注射，本品不但是高效快速利尿剂，且有扩张外周静脉的作用，故可迅速有效地解除肺水肿。亦可选用布美他尼 1～2mg 或依他尼酸钠 40～100mg 静脉注射。对于无明显心脏扩大及血容量无明显增加的急性肺水肿（如急性心肌梗死并左心衰竭），利尿剂应慎用或小量应用，以免引起低血压、休克。

（五）血管扩张剂

1. 硝酸甘油　0.3～0.6 mg 舌下含化，每 5 min 1 次，可连用 6 次。亦可静脉应用，开始剂量 0.3～0.5 μg/(kg·min)。可迅速降低肺楔嵌压或左房压，缓解症状的效果常很显著，但有引起低血压的可能，收缩压降低至 12kPa（90mmHg）以下，应停止给药。

2. 硝普钠　静脉滴注，自 15～20 μg / min 开始，每 5 min 增加 5～10 μg/min，直至症状缓解或收缩压降低到 13.3 kPa（100mmHg）以下。

3. 酚妥拉明　静脉滴注 0.1～1 mg / min，也有迅速降压和减轻后负荷的作用，但可致心动过速，且降低前负荷的作用较弱，近年来已较少应用。

4. 乌拉地尔（压宁定）　为新型 α 阻滞剂，最近报道治疗泵衰竭获较好疗效，50mg 溶于 250ml 液体内，以<200mg / min 速度静脉滴注，尤其适用于伴有高血压、肾功能不全者。

（六）快速洋地黄　上述治疗无效时，可用毛花苷 C（毛花苷 C）0.4～0.8 mg 或毒毛花苷 K0.25 mg 稀释后静脉注射。对二尖瓣狭窄伴有快速房颤者的肺水肿有特效，其他如高血压或主动脉瓣疾病所致的肺水肿，即使是窦性心律效果也较好。

（七）氨茶碱　0.25 g 加入 100 g / L（10%）的葡萄糖液 20～40ml 缓慢静脉注射，可解除支气管痉挛，减轻呼吸困难，并有轻度强心作用。

（八）肾上腺糖皮质激素　地塞米松 10～20 mg 静脉注射，以改善心肌代谢和肺毛细血管通透性，减轻支气管痉挛，改善通气。

（九）四肢轮流结扎　如上述措施仍不足，可轮流在四肢绑止血带，以减少回心血量。

（十）病因治疗　如治疗原发病、消除诱因和纠正心律失常。

慢性心力衰竭

慢性心力衰竭是在慢性原发性心肌病变和心室长期压力或容量负荷过重的情况下，通过包括Frank—Starling定律的内在反射机制、反射性交感一肾上腺素系统兴奋的外在后备机制，以及肾素-血管紧张素-醛固酮系统调整血容量、心肌肥大、心室扩张等一系列代偿机制，导致心肌舒缩功能受损。当失代偿时则产生肺循环和（或）体循环充血的临床表现，故又称为充血性心力衰竭。

【病因】

充血性心力衰竭常见于各种器质性心脏病（如冠心病、高血压性心脏病、瓣膜病、心肌疾病、肺源性心脏病、先天性心脏病、心脏肿瘤等），其他可见于甲状腺功能亢进与减退、肾炎、贫血、脚气病、动静脉瘘、结缔组织病、高原病等疾病。这些病因通过导致心肌收缩力受损、心室压力或容量负荷过重、高动力循环、心室前负荷不足等机理影响心功能，引起心力衰竭。感染、贫血、过度体力活动和情绪激动、钠盐摄入过多、心律失常、妊娠和分娩、输液过多过快等为心力衰竭的常见诱因。

【临床表现】

（一）左心衰竭的临床表现　左心衰竭常有以下症状。①呼吸困难：劳力性呼吸困难伴呼吸速率增加，有的还可出现夜间阵发性呼吸困难，严重者出现端坐呼吸；②咳嗽、咯血：干咳或咳出大量带泡沫和血丝的痰；③疲乏、无力；④陈一施氏呼吸：呼吸有节律地由暂停逐渐增快、加深，再逐渐减慢、变浅，直到再停，半分钟至1 min后呼吸再起，如此周而复始，见于严重心力衰竭。左心衰竭的体征除原有心脏病的体征外，可有左心室增大，心尖冲动增强并向左下移位，心尖部舒张早期奔马律，交替脉（见于左心衰竭早期），肺部啰音和胸腔积液的体征等。

（二）右心衰竭的临床表现　右心衰竭可出现水肿，先见于身体下垂部位，如胫骨区、足踝部、卧位的骶髂部，严重者可有全身性水肿。此外，可有食欲不振、恶心呕吐、上腹饱胀、右上腹痛、少尿、夜尿多等症状。除原有心脏病体征外，可有：①心脏扩大，多为全心扩大；②三尖瓣区可闻及收缩期杂音；③颈静脉充盈或怒张、肝颈反流征阳性；④肝脏肿大、压痛，中等硬度、边缘圆钝；⑤水肿，以踝部和下肢为著，还可有腹水和胸腔积液的体征。

（三）全心衰竭的临床表现　全心衰竭的临床表现特点是兼有左、右心衰的表现，而以一侧为主。由于右室较左室壁薄，易于扩张，而且因右心衰竭使右心排血量减少导致肺瘀血相应减轻，左心衰竭的症状反而改善，故临床上常以右心衰竭的表现为主。

【辅助检查】

（一）心电图　心房和（或）心室肥大、ST-T改变、各种心律失常等异常。

（二）X线检查　左心衰竭可见心影增大，心脏搏动减弱，肺门阴影增大，肺瘀血征等。右心衰竭可见心影增大，上腔静脉增宽，右房、右室增大，可伴有双侧或单侧胸腔积液。

（三）超声心动图　心脏扩大、心脏功能异常改变。尚可有助于病因诊断如瓣膜病、先天畸形等。

（四）放射性核素心血管造影　左室射血分数下降、室壁运动减弱或失调等。

（五）血流动力学监测　左心衰竭时肺毛细血管压升高>2.4kPa(18 mmHg)，臂舌循环时间延长至>20s。右心衰竭时静脉压升高>1.37 kPa(140mmH_2O)，臂肺循环时间延长至>8s。心排血指数降低<2.2L / (min·m^2)。

（六）实验室检查　血清胆红素和丙氨酸氨基转移酶可略增高，可有轻度氮质血症。尿常规可有轻度蛋白尿，少量透明或颗粒管型和少量红细胞。

【诊断与心功能的判定和分级】

（一）诊断　典型心力衰竭的诊断并不困难，其诊断要点为：①左心衰竭肺瘀血的表现，主要为劳力性或阵发性呼吸困难等，两肺下部有湿啰音；②心排血量减少导致组织血液灌注不足的表现，主要为无力、尿少、心率增快等；③右心衰竭体循环瘀血的表现，主要为颈静脉怒张、肝大和下垂部位水肿；④有舒张期奔马律，并有原发心脏病的体征。心力衰竭早期易于漏诊，应提高警惕。需注意与支气管哮喘、支气管炎、间质性肺炎、呼吸窘迫综合征、大量心包积液、慢性心包缩窄、肝硬化等相鉴别。

（二）心功能的判定和分级

1.美国纽约心脏学会（NYHA）的心功能分级　Ⅰ级：心脏病患者，体力活动不受限，一般体力活动不引起过度或不相应的乏力、心悸、气促或心绞痛。Ⅱ级：心脏病患者，轻度体力活动受限，静息时无不适，日常体力活动可致乏力、心悸、气促或心绞痛。Ⅲ级：心脏病患者，体力活动明显受限，静息时无不适，但低于日常活动量即致乏力、心悸、气促或心绞痛。Ⅳ级：心脏病患者，不能无症状地进行任何体力活动，休息时可有心力衰竭或心绞痛症状，任何体力活动都加重不适。1994 年 3 月上述分级方案修订时，增加了客观评价指标（包括心电图、负荷试验、X线、超声心动图和核素显影检查结果），定为：a.无心血管疾病的客观依据。b.有轻度心血管疾病的客观依据。c.有中等程度心血管疾病的客观依据。d.有严重心血管疾病的客观依据。联合症状和客观指标分级可能弥补原有方案主观症状和客观指标分离，如客观检查示严重主动脉狭窄或严重冠状动脉狭窄的患者，自觉症状不明显或极轻微，联合分级定为ID。本分级简便易行，但仅适用于收缩性心力衰竭和左心衰竭，不适用于单纯舒张性心力衰竭和右心衰竭。

2.运动耐量测定 ①大多采用活动平板或踏车分级运动试验，以症状限制极量或心率限制次极量强度为运动终点。应用心电图、核素心血管造影、超声心动图或连续测定呼吸终末气体的O_2和CO_2体积分数（浓度），衡量患者对运动负荷的反应。②观察指标：运动总时间，运动做功量[可以代谢当量（MET）衡量，1MET是静息状态下耗氧量，相当于3.5 ml / (min • kg)]，运动时左室射血分数（LVEF）增高程度，运动时最大氧摄入量（VO_{2max}）和无氧代谢阈（AT）。运动总时间必须结合采用的运动方案换算成MET才能反映运动耐量，但在采用相同方案时，可用于治疗前后运动耐量的对比。③评定标准：正常值为运动做功量6～10METs，运动时LVEF增高>5%，运动时最大氧摄入量>20 ml / (min •kg)，AT>14 ml/(min • kg)。按VO_{2max}和AT降低程度，Weber将心功能分为A、B、C、D四级。

VO_{2max}：最大氧摄入量，运动继续而氧摄入量维持≥30s不增加的转折。AT：无氧代谢阈，氧摄入量与二氧化碳呼出量不成比例的分界点，相当于70%VO_{2max}水平。

【治疗】

（一）去除或限制病因　如高血压性心脏病应控制血压，二尖瓣狭窄应行扩张术。消除诱因，如控制感染，特别是呼吸道感染。

（二）一般治疗

1. 休息　适当休息是慢性心力衰竭的重要治疗措施。心功能Ⅱ级者应限制体力活动，心功能Ⅲ级者应以卧床休息为主。

2. 饮食　宜清淡、易消化、低热量和低胆固醇并限制钠盐摄入。

3. 镇静剂应用　焦虑和烦躁时可适当服用地西泮 2.5 mg，每日 3 次。失眠者可用安眠药，以保证充分休息。

4. 禁烟酒　所有等级的心力衰竭均要戒烟，严重心力衰竭者禁止饮酒。

5. 限制液体摄入量　液体摄入量一般须限制在每日 1500 ml 以下，防止稀释性低血钠症和加重心衰。

6. 吸氧　严重心力衰竭时均应吸氧。

（三）药物治疗

1. 利尿剂　可抑制钠水重吸收而消除水肿，减轻肺瘀血，降低前负荷而改善左室功能。常用药物有：氢氯噻嗪每日 12.5～50mg，呋塞米每日 20～40 mg 口服或每次 20～40 mg 静脉注射，布美他尼每日 1~2 mg 或每次 2 mg 静脉注射，螺内酯每日 25～75mg，阿米洛利每日 2.5~7.5 mgo 后两种为保钾利尿剂。应用利尿剂须注意以下事项：①避免过度利尿；②监测血钾、血镁；③防止低钠血症；④注意利尿剂与其他药物的相互作用；⑤监测病人体重；⑥长期应用要注意可能发生的代谢紊乱；⑦间断应用为宜。

2. 洋地黄药　物洋地黄类药物治疗心力衰竭的作用机制一是抑制心肌钠一钾一三磷酸腺苷酶（Na^{+}-K^{+}-ATP 酶），而使心肌收缩加强；二是对非心脏组织的

Na^{+}-K^{+}-ATP 酶的抑制，而减弱神经体液系统的激活。常用口服制剂为地高辛每日 0.125～0.25mg，一般无须负荷剂量；对急重的心力衰竭可用毛花苷C，首剂 0.4 mg 稀释后静脉注射，2～4 h 后可再给 0.2～0.4 mg，24 h 总量不超过 1.6 mg。

3. 血管紧张素转换酶抑制剂（ADEI） 能拮抗循环中及局部组织中血管紧张素Ⅱ的生成，具有缓解、消除症状，改善血流动力学变化与左室功能，逆转左室肥厚，提高运动耐量，同时降低病死率的作用。常用 ACEI 有：①卡托普利，初始剂量 6.25～12.5 mg. 每日 2～3 次，可逐渐增至 25～50 mg，每日 2～3 次；②依那普利，初始剂量 2.5～5 mg，每日 1 次，可增至 10～15 mg，每日 1～2 次；③培哚普利，初始剂量每日 2mg，可渐增至每日 4mg；④西拉普利，初始剂量每日 2.5mg，可增至每日 5mg；⑤贝那普利，初始剂量每日 5mg，可增至每日 10～20mg。

应用 ACEI 时应注意：①用药前应对病人作出评估，评估内容包括血压、肾功能、血钾、血钠，是否有血容量不足，以及是否正在服用利尿剂；②防止首剂反应和低血压[收缩压<13.3 kPa(100 mmHg)]，其方法为用药前先停用利尿剂 2～3d，纠正低血容量，小剂量试用，初剂服后坐位或卧位休息半小时；③应用过程中要监测肾功能、血钾水平，还应注意其与其他药物的相互作用。

4. 血管扩张剂 通过扩张容量血管和外周阻力血管而减轻心脏前后负荷，减少心肌耗氧，改善心室功能。适应证：①心功能Ⅲ、Ⅳ级的慢性心力衰竭（主要为左心衰竭），无禁忌证者均可应用。②瓣膜反流性心脏病（二尖瓣、主动脉瓣关闭不全）、室间隔缺损，可减少反流或分流，增加前向心排血量。主动脉瓣关闭不全患者应注意不能使舒张压过分降低，以免冠脉灌注不足，诱发或加重心绞痛。③动脉扩张剂不宜应用于阻塞性瓣膜疾病，如二尖瓣、主动脉瓣狭窄及其他左室流出道梗阻的患者，可用静脉扩张剂。禁忌证为：血容量不足、低血压、肾衰竭。

常用药物有：①硝普钠：为动静脉扩张剂，初始剂量10μg／min，每5 min增加5～10μg/min，直至发生疗效或低血压等副作用；②硝酸酯制剂：主要扩张静脉和肺小动脉，对外周小动脉扩张作用较弱。常用的有：硝酸异山梨酯J0～40mg，每日4次；单硝酸异山梨酯10～20mg，每日3次；硝酸甘油10mg加入50g／L（5%）的葡萄糖液250 ml中静滴。

5. 非洋地黄类强心剂　可分为β受体激动剂和磷酸二酯酶抑制剂两类，一般不作为一线药物长期应用，仅在心力衰竭急性加重阶段做短期应用。常用制剂及用法：①β受体激动剂：多巴胺3～5μg／(kg·min)；多巴酚丁胺5~10μg/(kg·min)，均为静脉滴注；②磷酸二酯酶抑制剂：米力农（米力农）50μg／kg，静脉注射，然后0.25~0.5μg／（kg·min）静脉滴注，或口服，每日20～50μg；甲氧咪吡是具有血管扩张活性的磷酸二酯酶抑制剂，中等剂量（每次5 mg）所获效果好于用药水平最高者。

6. β受体阻滞剂　β受体阻滞剂在慢性心力衰竭治疗上的地位大致已确立，但由于对该疗法的认识不足，以及在治疗开始阶段可能有症状加重的表现，影响了使用信心。此类药物治疗效果多在用药后1～6个月才显示出来，故应长期应用。应用的基本原则为小剂量开始。常用制剂和方法为：美托洛尔每日12.5 mg，25 mg，50 mg；比索洛尔每日1.25 mg，2.5 mg，5 mg；卡维地洛每日12.5mg，25mg，50mg。应用时要注意下列几点：①必须与强心、利尿及ACEI等联合应用，一般不单独应用；②剂量个体化，初始剂量一定要小，在密切观察下逐步加量，增量要小而慢，在 1～2 周内达到有效剂量维持治疗；③需要停药时，要逐步减量停药；④心力衰竭时以 β 受体下调为主，应以选择性、无内在拟交感活性的 β 受体阻滞剂为佳；⑤β 受体阻滞剂特别适用于扩张型心肌病、冠心病、高血压病并发的心力衰竭，伴心室率增快者，不适于急性心衰的治疗。

有下列情况者则不宜应用：①明显的窦性心动过缓（<55 次／min)；②低血压[收缩压<13.3 kPa(100mmHg)]；③合并房室传导阻滞；④有支气管哮喘史者。

7. 醛固酮拮抗剂　主要药物为螺内酯，可以逆转心室重塑、心脏和血管间质纤维化，使左室功能恢复。适用于Ⅲ级或Ⅳ级心力衰竭患者，在用 ACEI 和利尿剂等治疗的同时，如果血钾浓度和肾功能情况可以接受（如血钾浓度≤5.0mmol／L，血清肌酐浓度<0.22mmoL／L）可以应用小剂量螺内酯，每日 20mg。

8. 其他药物　近年来，血管紧张素Ⅱ受体拮抗剂、钙通道阻滞剂、甲状腺素、生长激素等已用于心力衰竭的治疗，但尚有待深入研究。

第二节　原发性高血压

【西医部分】

原发性高血压是以血压升高为主要临床表现的综合征，通常简称为高血压。高血压是在一定的环境、遗传因素的作用下引起的心血管系统重构性疾病，是多种心、脑血管疾病的重要病因和危险因素，常引起严重心、脑、肾等重要脏器的结构和功能障碍，最终导致这些器官的功能衰竭。据 1999 年世界卫生组织／国际高血压联盟（WHO／ISH）建议，高血压的定义为：在未服抗高血压药情况下，收缩压≥18.7 kPa（140 mmHg）和（或）舒张压≥12.0 kPa(90mmHg)。

并与《美国预防、检测、评估与治疗高血压全国联合委员会第六次报告（JNC-Ⅵ)》一致。

【病因】

本病病因未完全阐明，目前认为是在一定的遗传基础上由多种后天因素作用所致。这些后天因素包括：饮酒、吸烟、肥胖、社会心理因素（长时间的精神紧张、A型性格、职业、经济条件等）及膳食高盐和过多的饱和脂肪酸。

【临床表现】

（一）一般表现　早期多无症状，偶于体格检查时发现高血压，可有头晕、头痛、眼花、耳鸣、失眠、乏力等症状。有时可有心前区不适，甚至心绞痛，或因前期收缩而引起心悸。体查时，可闻及主动脉瓣第2音亢进，亦可有第4心音，主动脉收缩早期喷射音，或有左心室肥厚体征。

（二）并发症的临床表现　随着病程进展，血压持久升高，有心、脑、肾等靶器官受损的表现，如，①心脏：心悸、胸痛、呼吸困难、水肿等；②脑：头痛、眩晕、视觉障碍、短暂脑缺血发作，感觉或运动障碍等；③肾脏：口渴、多尿、夜尿、血尿等；④周围动脉：肢冷、间歇性跛行等；⑤眼底：可反映高血压的程度，目前采用Keith-Wagener眼底分级法，Ⅰ级为视网膜动脉变细，Ⅱ级为视网膜动脉狭窄，动脉交叉压迫，Ⅲ级为眼底出血或棉絮状渗出，Ⅳ级为出血或渗出物伴有视盘水肿。

（三）高血压急症的临床表现

1. 恶性高血压　恶性高血压的临床征象，主要为血压明显升高。舒张压>16.9kPa(130mmHg)，眼底出血渗出和乳头水肿（Ⅳ级）；肾功能不全，可有心、脑功能障碍。有上述表现，但眼底无乳头水肿（Ⅲ级）时，则称为急进型高血压。

2. 高血压危象　是指高血压患者在短期内血压明显升高，并出现头痛、烦躁、心悸、多汗、恶心、呕吐、面色苍白或潮红、视力模糊等征象。收缩压可高达 33.8 kPa(260 mmHg)，舒张压 15.96 kPa（120mmHg）以上。

3. 高血压脑病　是指血压突然或短期内明显升高的同时，出现中枢神经功能障碍征象。临床征象有严重头痛、呕吐和神志改变。轻者仅有烦躁、意识模糊，严重者可发生抽搐、癫痫样发作、昏迷。

【辅助检查】

（一）实验室检查

1. 血常规　一般无异常,急进型高血压时可有 Coombs 试验阴性的微血管病性溶血性贫血，伴畸形红细胞、血红蛋白高者血液黏度增加。

2. 尿常规　早期正常，肾浓缩功能受损时尿相对密度（比重）逐渐下降，可有少量尿蛋白、红细胞，偶见管形。病情加重时，尿蛋白增多，红细胞和管型也可增多。

3. 肾功能　多采用血尿素氮和肌酐来估计肾功能。早期正常，受损时可增高。

（二）X 线检查　可见主动脉升、弓部迂曲延长，其升、弓或降部可扩张。高血压心脏病时可有左室肥大表现。

（三）心电图　左心室肥厚时心电图可显示左心室肥大或兼有劳损，心电图可出现 P 波增宽、切迹及 P_{V1} 终末电势负值增大等，亦可有心律失常。

（四）超声心动图诊断　左心室肥厚最敏感，并可做心功能检测。

（五）其他检查　如血脂、血尿酸、血糖、电解质测定，亦可做血浆肾素活性、血管紧张素Ⅱ的水平测定等。

【诊断】

1999年我国专家依据1999年WHO / ISH制定的高血压诊断标准制定了《中国高血压防治指南》。2004年又重新进行了修订，于2005年颁布了《中国高血压防治指南》（2005年修订版），该指南规定血压水平的定义和分类。

高血压的诊断不应仅凭1次血压测量的结果，初次升高的血压读数应得到其后1周至数周内至少连续两次血压测量的肯定[除非收缩压≥27.93 kPa(210 mmHg)，或舒张压≥15.96 kPa(120mmHg)]，当平均舒张压≥11.97 kPa（90mmHg）和（或）收缩压≥18.62kPa（140mmHg）方可诊断。诊断高血压病尚需注意排除继发性高血压，如肾实质性高血压、肾血管性高血压、内分泌性高血压、医源性高血压等。

五、高血压患者的心血管危险绝对水平分层

高血压患者的治疗决策不仅根据其血压水平，还要根据下列诸方面因素确定：①其他危险因素的存在情况；②并存的临床情况如糖尿病和心、脑、肾血管病；③靶器官损害；④患者的个人、医疗等情况。为了便于将危险性分层，WHO / ISH指南委员会根据“弗明汉心脏研究”观察对象（年龄45～80岁，平均60岁）的10年心血管病死亡、非致死性脑卒中和非致死性心肌梗死的资料，计算出年龄、性别、吸烟、糖尿病、胆固醇、早发性心血管病、靶器官损伤及心血管病和肾脏病史中某几项合并存在的对日后心血管事件绝对危险的影响。

按危险因素、靶器官损伤及并存临床情况的合并作用将危险量化为低危、中危、高危、极高危四档。每一档既反映疾病的绝对危险。各档内又因患者的危险因素的数量与严重性还有程度的不同。

1. 低危组　男性年龄<55 岁、女性年龄<65 岁，高血压 1 级，无其他危险因素者，属低危组。典型情况下，10 年随访中患者发生主要心血管事件的危险<15%。临界高血压患者的危险尤低。

2. 中危组　高血压 2 级或 1～2 级同时有 1～2 个危险因素，患者应否给予药物治疗，开始药物治疗前应经多长时间的观察，医师需予十分缜密的判断。典型情况下，该组患者随后 10 年内发生主要心血管事件的危险为 15%～20%，若患者属高血压 1 级，兼有一种危险因素，10 年内发生心血管事件危险约为 15%。

3. 高危组　高血压水平属 1 级或 2 级，兼有 3 种或更多危险因素、兼患糖尿病或靶器官损伤患者或高血压水平属 3 级，无其他危险因素患者属高危组。典型情况下，他们随后 10 年间发生主要心血管事件的危险为 20%～30%。

4. 极高危组　高血压 3 级同时有 1 种以上危险因素或靶器官损伤，或高血压 1~3 级并有临床相关疾病，典型情况下，随后 10 年间发生主要心血管事件的危险最高，达≥30%，应迅速开始最积极的治疗。

【治疗】

1. 目前常用的降压药物，可归纳为五大类：即利尿剂、钙通道阻滞剂、β 受体阻滞剂、血管紧张素转化酶抑制剂、血管紧张素Ⅱ受体阻滞剂，均可以作为高血压病的起始及维持用药，α 受体阻滞剂在联合用药时亦可以考虑。

（1）利尿剂：适用于轻、中度高血压，尤其适用于老年人收缩期高血压、心力衰竭伴高血压的治疗。可单独使用，更适宜与其他类降压药合用。

氢氯噻嗪 12.5～25mg / 次，1～2 次 / 日，口服。

螺内酯 20mg / 次，1～2 次 / 日，口服。

呋塞米 20～40mg / 次，1～2 次 / 日，口服。

（2）钙通道阻滞剂（CCB）：降压迅速，作用稳定为其特点，可用于中、重度高血压的治疗，尤其适用于老年人收缩期高血压。主要副作用是起始治疗阶段可出现反射性交感神经活性增强，引起心率增快、面部潮红、头痛、下肢水肿等。包括维拉帕米、地尔硫革、二氢吡啶类三组化学结构不同的药物。

维拉帕米 40～80mg / 次，2～3 / 次 / 日，口服。

维拉帕米控释、缓释剂 240mg / 次，1 次 / 日，口服。

地尔硫倬 30mg / 次，3 次 / 日，口服。

地尔硫革控释、缓释剂 90～200mg/次，1 次 / 日，口服。

硝苯地平控释剂 30～60mg / 次，1 次 / 日，口服。

硝苯地平缓释剂 10～30mg / 次，2 次 / 日，口服。

非洛地平控释、缓释剂 2.5～10mg / 次，1 次 / 日，口服。

氨氯地平 5～10mg / 次，1 次 / 日，口服。

(3) β 受体阻滞剂：降压作用缓慢，1~2 周内起作用，适用不同度高血压，尤其是心率较快的中青年患者或合并心绞痛、心肌梗死后的高血压患者。β 受体阻滞剂对心肌收缩力、窦性心律及房室传导均有抑制，不宜与维拉帕米、地尔硫倬合用。冠心病患者长期用药后不宜突然停药，可诱发心绞痛。急性心力衰竭、支气管哮喘、病态窦房结综合征、II~III度房室传导阻滞和外周血管病禁用。主要有：

普萘洛尔　10～20mg / 次，2～3 次 / 日，口服。

美托洛尔 25～50mg / 次，2 次 / 日，口服。

比索洛尔 2.5～10mg / 次，1 次 / 日，口服。

卡维洛尔 12.5～25mg / 次，1～2 次 / 日，口服。

（4）血管紧张素转化酶抑制剂（ACEI）：对各种程度的高血压均有一定的降压作用，伴心力衰竭、左心室肥大、心肌梗死后、糖耐量减低或糖尿病肾病蛋白尿等合并症的患者尤为适宜。妊娠、高钾血症、双肾动脉狭窄者禁用。常用：

卡托普利 12.5～50mg / 次，2～3 次 / 日，口服。

依那普利 5～10mg / 次，2 次 / 日，口服。

培哚普利 4～8mg / 次，1 次 / 日，口服。

贝那普利 10～20mg / 次，1 次 / 日，口服。

福辛普利 10～20mg / 次，1 次 / 日，口服。

（5）血管紧张素Ⅱ受体阻滞剂：降压作用平稳，可与大多数降压药物合用，包括 ACEI。副作用同 ACEI：

氯沙坦 25～100mg / 次，1 次 / 日，口服。

缬沙坦 80～160mg / 次，1 次 / 日，口服。

依贝沙坦 150～300mg / 次，1 次 / 日，口服。

替米沙坦 40～80mg / 次，1 次 / 日，口服。

坎地沙坦 4～8mg / 次，1 次 / 日，口服。

(6) α 受体阻滞剂：选择性 α_1 受体阻滞剂通过阻断突触后膜的 α_1 受体，使血管扩张、血压下降。本类药物降压作用明确，对血糖、血脂代谢无副作用为其优点，可能出现直立性低血压、耐药性，而使应用受到限制。

哌唑嗪 0.5～2mg / 次，3 次 / 日，口服。

特拉唑嗪 2mg / 次，1 次 / 日，口服。

2. 降压药的应用

（1）用药选择

①合并心力衰竭者，宜选择利尿剂、血管紧张素转化酶抑制剂、血管紧张素Ⅱ受体阻滞剂。

②老年人收缩期高血压，宜选用利尿剂、长效二氢吡啶类钙通道阻滞剂。

③合并糖尿病、蛋白尿或轻、中度肾功能不全（非肾血管性），可用血管紧张素转化酶抑制剂。

④心肌梗死后的患者，可选择无内在拟交感活性的β受体阻滞剂或血管紧张素转化酶抑制剂（尤其伴收缩功能不全者）。对稳定型心绞痛患者，也可选用钙通道阻滞剂。

⑤对伴有脂质代谢异常的患者可选用α_1受体阻滞剂，不宜用利尿剂、β受体阻滞剂。

⑥对伴妊娠者，不宜用血管紧张素转化酶抑制剂、血管紧张肽Ⅱ受体阻滞剂，可选用β受体阻滞剂。

⑦对合并支气管哮喘、抑郁症、糖尿病患者不宜用β受体阻滞剂；痛风患者不宜用利尿剂；合并心脏起搏传导障碍者不宜用β受体阻滞剂及非二氢吡啶类钙通道阻滞剂。

（2）降压目标及应用方法

①降压目标：有效的治疗必须使血压降至正常范围，即降到140／90mmHg以下，中青年患者血压降至130／85mmHg以下，合并糖尿病或肾脏病变高血压患者，治疗应使血压降至130／80mmHg以下。

②应用方法：原发性高血压诊断一旦确立，通常需要终身治疗。对于轻、

中度高血压患者宜从小剂量或一般剂量开始，2～3周后血压得到满意控制，可以逐渐减少降压药的剂量，但一般仍需长期用药，中止治疗后高血压仍将复发。如血压未能满意控制可增加剂量或换用其他类药物，必要时可用两种或两种以上药物联合治疗。

较好的联合用药方法有：利尿剂与β受体阻滞剂，利尿剂与血管紧张素转化酶抑制剂或血管紧张素Ⅱ受体阻滞剂，二氢吡啶类钙通道阻滞剂与β受体阻滞剂，钙通道阻滞剂与血管紧张素转化酶抑制剂，α受体阻滞剂与β受体阻滞剂。联合用药可减少每种用药剂量、减少副作用而降压作用增强。

3.高血压急症的治疗：迅速降压，高血压急症时必须使血压迅速下降，以静脉给药最为适宜。

（1）硝普钠：用于各种高血压急症，25～50mg加5%葡萄糖注射液500ml，开始以10—25μg/min静滴，密切观察血压，根据血压反应每隔5分钟增加剂量1次，每次增加10μg/min左右，直至疗效满意。

（2）硝酸甘油：用于急性心力衰竭和急性冠脉综合征的高血压患者，25～50mg加10%葡萄糖注射液500ml，开始以5～10μg/min静滴，密切观察血压，根据血压反应每隔5分钟增加剂量1次，每次增加10ug/min，直至疗效满意。

（3）尼卡地平：用于高血压危象及急性脑血管的高血压急症，降压同时改善脑血流量，开始时从每分钟0.5μg/kg静脉滴注，逐步增加至6μg/kg，根据血压，调整计量。

（4）乌拉地尔：用于各种高血压急症，首剂12.5～25mg，随后100mg加5%葡萄糖注射液500ml，开始以1～5μg/min•kg静滴，密切观察血压，根据血压反应每隔5分钟增加剂量1次，至疗效满意。

4. 几种常见高血压急症的处理原则

（1）脑出血：急性期血压明显升高是因应激反应和颅内压增高，原则上实施血压监控与管理，不实施降压治疗。血压极度升高的情况下，可在血压监测下进行降压治疗，但血压不能低于 160 / 100mmHg。

（2）脑梗死：患者在数天内血压常自行下降，而且波动较大，一般不需要做高血压急症处理。

（3）急性冠脉综合征：患者血压升高可能与疼痛、心肌缺血的应激反应有关。血压升高增加心肌耗氧量，加重心肌缺血和扩大梗死面积，可能增加溶栓治疗过程中脑出血发生率。应选择硝酸甘油或地尔硫革静脉滴注，也可选择口服β受体阻滞剂和 ACEI 治疗。血压控制目标是疼痛消失，一般舒张压应 <100mmHg。

（4）急性左心室衰竭：降压治疗有较明显的独特疗效，硝普钠或硝酸甘油是较佳的选择，需要时还应静脉注射袢利尿剂。

第三节　心血管神经症

【西医部分】

心血管神经症是以心血管疾病的有关症状为主要表现的临床综合征，属于功能性神经症的一种类型。大多发生在中、青年，以 20～50 岁较多见，多见于女性，尤其是更年期的妇女。临床上无器质性心脏病的证据，预后良好，但长期症状严重的患者可明显影响正常生活和工作。

【病因】

病因尚不清楚，可能与神经类型、环境因素和性格有关。与神经官能症相似，精神因素在心脏神经症的发病上起重要作用，如焦虑、情绪激动或精神创伤均为常见的诱因。患者神经类型常为抑郁、焦虑、忧愁型。当精神上受到外界环境刺激，或工作紧张、压力较大，难以适应时可能导致发病。部分患者缺乏对心脏病的认识，对疑似症状产生过度忧虑而诱发本症。外环境刺激或内环境失衡可造成中枢神经功能失调，进而影响自主神经功能，促使心脏血管功能出现异常。发病过程中常有神经系统和内分泌系统功能失调，交感神经功能亢进，交感与副交感神经功能失衡。此外，器质性心脏病患者也可以同时伴有心血管神经症。

【临床表现】

主诉症状较多，而且多变，一般都是主观感觉，缺乏客观证据，症状之间缺乏内在联系。本病的最主要特征为主观感受的心血管症状与神经系统失调表现并存。通常以心悸、心前区疼痛、气短等心血管系统症状为主，可同时伴有其他神经症的症状，例如失眠、多梦、急躁易怒、心烦、食欲不振、头晕、耳鸣等。

（一）症状

1. 心悸　为最常见的症状，自觉心脏搏动增强，感到心慌，常在紧张或疲劳时加重。多数患者有心率增快与短暂的血压升高，偶有期前收缩或阵发性室上性心动过速。

2. 心前区疼痛　疼痛部位不固定，以位于左前胸乳部或乳下者为多见，也可在胸骨下或右前胸；疼痛发作与劳力活动无关，多数发生在静息状态；疼痛性质常描述为针刺样或牵扯样；疼痛时间每次一至数秒钟，或持续隐痛，发作可持续数小时或数天，持续时间长短不等；体力活动当时常无心前区疼痛发作，但活动后或精神疲劳后，甚至休息时仍可出现；含服硝酸甘油不能缓解或数十分钟后方能缓解疼痛。

3. 气短　气短主要是患者主观上感到空气不足，呼吸不畅，呼吸频率常不增快。患者常感觉空气不够要打开窗户，甚至要求吸氧。不少患者经常做深呼吸或叹息样呼吸动作来缓解症状。较长时间深吸气可导致过度换气，引起呼吸性碱中毒，伴四肢麻木、手足搐搦、头晕等表现。

4. 自主神经功能紊乱症状　患者可有焦虑和紧张的表情，出现多汗、手足发冷、双手震颤、尿频、大便次数增多或便秘等。

（二）体征　心血管系统体格检查可以发现血压轻微升高且易波动。可发现心率增快，心音增强，偶有期前收缩，可伴有心前区 1~2 级柔和的收缩期杂音，或胸骨左缘第 2～3 肋间 2 级左右的收缩期杂音。与较多的症状相反，体格检查缺乏有重要病理意义的阳性体征。

【辅助检查】

心脏 X 线检查无异常。心电图可显示窦性心动过速、窦性心律不齐、房性或室性期前收缩和伴非特异性 ST-T 波改变。

【诊断】

根据本症临床表现，且经详细的全身和心血管系统方面检查证实并无器质性心脏病证据时，应考虑本症的诊断。如果将本症诊断为器质性心脏病，不仅增加了不必要的检查和治疗，而且加重了患者的焦虑与心理负担，使症状更严重。然而，必须注意排除器质性心脏病，避免误诊；也需注意器质性心脏病可同时伴有心血管神经症，心血管神经症可以混淆对器质性心脏病严重程度的评估。注意本症需要与心绞痛、心律失常、心肌炎、二尖瓣脱垂综合征、甲状腺功能亢进症、嗜铬细胞瘤等疾病相鉴别。

【治疗】

本症以心理治疗为主，药物治疗为辅。医务人员应耐心倾听病史，尽可能多了解可能的发病原因和有关因素，做仔细的体格检查和必要的辅助检查（如心电图、X 线、超声心动图等），然后通俗易懂地讲解疾病性质，可以用一些暗示性语言帮助患者解除顾虑。过度换气患者可辅导其采用腹式呼吸松弛疗法；焦虑症状较明显患者可选用各种安定类制剂（如地西泮），三环类抗抑郁药多塞平（多塞平）、百优解等；失眠严重患者酌情使用咪达唑仑或佐匹克隆；绝经期妇女可以短期使用雌激素替代治疗，每月服尼尔雌醇 2～5mg。鼓励患者自我调整心态，安排好作息时间，适量进行文娱、旅游和体育活动。

第三章　消化系统疾病

第一节　上消化道大量出血

上消化道出血是指 Treitz 韧带以上的食道、胃、十二指肠、上段空肠、胰管、胆管的出血，空肠吻合术后的空肠病变出血也属此范围。大量出血一般是指}活动性出血，在数分钟或数小时内失血量超过 1000ml 或循环血量的 20%以上，以呕血或（和）黑便为主要症状，常并有急性周围循环衰竭以及主要器官功能不全等临床表现。其病死率达 8%～13.7%，60 岁以上患者死亡率占 30%～50%，死亡原因多伴严重贫血和循环障碍，出现低血压或休克症状，常需紧急处理，如延误诊疗常可导致死亡。

【病因】

上消化道疾病和全身疾病均可引起上消化道大出血，按出血机制可分为以下 5 类。

（一）炎症溃疡性疾病　如急性糜烂性出血性食道炎或胃炎、胃溃疡、十二指肠溃疡及急性胃黏膜病变、胆管及胰管出血等。

（二）机械性疾患　如憩室、食道裂孔疝、食管贲门黏膜撕裂综合征等。

（三）血管性疾患　如食道胃底静脉曲张、肠系膜血管栓塞、血管瘤、遗传性出血性毛细血管扩张症、DieUlafoy 病等。

（四）肿瘤　如息肉、平滑肌瘤、腺癌和淋巴瘤等。

（五）全身疾病如血液病、尿毒症、结缔组织病等。

其中，常见的病因为消化性溃疡、食管静脉曲张破裂、急性胃黏膜病变等。

【临床表现】

（一）呕血与黑粪 幽门以下常引起黑粪，幽门以上常为呕血及黑粪，若出血量少可无呕血。呕血常呈咖啡色或黑褐色，如出血量大且在胃停留时间短，可为鲜红色；黑粪（便）呈柏油样黑色；出血量大、肠蠕动过速，则呈暗红色或鲜红色。

（二）全身症状 取决于失血量，出血速度、持续时间，有无再发出血，出血前血红蛋白量多少，以及有无伴发其他严重疾病等。

1. 失血性周围循环衰竭 急性大出血引起循环血容量迅速减少，静脉回心血量不足，导致心排血明显下降和收缩期血压降低，继以舒张压下降和脉率加速，引起一系列休克的临床表现，如头昏、心悸、冷汗、恶心、口干渴、晕厥、烦躁、面色苍白、皮肤湿冷、心率加速，脉搏细弱，先出现直立性低血压，继而血压明显下降。急性失血不止，脑血流量可减少，可发生精神萎靡，并发展为神志淡漠、反应迟钝或意识不清。低血容量致冠状动脉供血不足，可诱发心肌梗死，尤以老年人为甚，肾灌注量不足可发生急性肾衰竭。

2. 发热 大出血 24h 后开始发热，多在 38.5℃以下，持续 3～5d 降至正常。

3. 氮质血症 出血数小时血尿素氮开始升高，24～48 h 可达高峰，大多不超过 6.7mmol / L，3～4d 降至正常。当发生急性肾衰竭时，血尿素氮可明显增高，超过 35.7mmol / L 提示病情凶险。

4. 血象变化 出血早期，血红蛋白、红细胞计数，红细胞比容的数值可无改变。一般经 3～4 h 后才出现贫血，32 h 贫血明显，24h 内网织红细胞开始增加，4～7d 达到高峰，可达 5%～15%，然后逐渐下降；白细胞（10～20）$\times 10^9$

/L，止血后2～3 d恢复正常。

【诊断】

（一）诊断方法　根据病史、症状和体征、辅助检查，一般诊断不困难，对出血部位的确定，则需做细致的检查。

1.病史、症状与体征　详细询问病史和体格检查十分重要。

1）如为消化性溃疡出血，约80%，的患者有慢性上腹部疼痛，且具有周期性、节律性和季节性的特点。出血前上腹部疼痛加剧，出血后疼痛减轻或缓解。

2）平素健康，因服用非甾体类抗炎药物、饮酒以及其他各种应激因素出血者，可能为急性胃黏膜病变出血。

3）由于酗酒导致剧烈呕吐后呕血及便血，并伴有胸痛者，可能为食管贲门黏膜撕裂综合征。

4）中年以上患者，近期出现上腹部疼痛，伴有厌食、消瘦者，应警惕胃癌。

5）过去有病毒性肝炎与血吸虫等病史，体格检查时发现肝病面容、蜘蛛痣、脾大及腹水等。应考虑食管胃底静脉曲张破裂出血，但肝硬化患者出血约30%实际来自消化性溃疡、急性胃黏膜病变或其他原因的出血。

2.辅助检查

1）实验室检查：重点内容应包括血常规、血小板、出凝血时间、红细胞比容、粪便和呕吐物的隐血试验、肝功能、血尿素氮和肌酐。如疑有弥散性血管内凝血（DIC），应紧急进行DIC的系列检查。分析检验指标的临床意义时，应结合病情和其他临床资料进行。

2）内镜检查：急诊内镜检查是指出血 24～48 h 内进行内镜检查，可更早地明确出血部位和出血病变的性质，了解出血的程度，并能区别活动性出血，可选择治疗方法，可以判断是否有继续出血或估计再出血的危险性，并可通过内镜进行止血治疗。急诊内镜的阳性率可达 85%～95%，是明确上消化道大出血和病因最有价值的检查方法。如超过 48 h 再行内镜检查，阳性率仅为 50%～60%。

3)X 线钡餐检查：主要用气钡双重造影，目前主张在出血停止、病情平稳数天后进行。检查中原则上不用解痉剂，排除有穿孔、狭窄后才使用钡剂。尽量避免在检查时用力压迫胃部，以预防再出血或穿孔。尽量缩短检查时间，发现有食管胃底静脉曲张，应在内镜和血管造影之后进行钡餐检查。

4）选择性腹腔动脉造影：急诊内镜检查未发现病灶，而仍然有活动性出血及确定出血病灶和病因有困难者，可行动脉造影能明确出血部位。动脉造影诊断可不受消化道积血的影响，诊断率可达 77%～95%。对活动性出血速度达 0.5 ml / min 以上可见造影剂自血管溢出，即可确定出血部位，诊断的可靠性很大，对慢性出血的诊断也有意义。血管造影是发现和证实血管异常、血管发育不良、血管扩张动脉瘘和血管瘤所致出血的重要检查方法，同时可进行局部药物注射或介入止血治疗。

5）放射性核素扫描：^{99m}Tc 标记自体红细胞（^{99m}Tc-RBC）腹部扫描检测胃肠道出血，方法简单可靠，适用于出血部位不明或间歇出血的病例，为非创伤性和有效的一种检查方法，重症患者可耐受此项检查，其敏感性高于内镜和动脉造影检查，对 Meskel 憩室出血诊断帮助亦大。

（二）诊断步骤

1.上消化道大出血的确立诊断　呕血应注意和鼻咽部出血、咯血进行鉴别。黑便应注意排除使用铁剂、铋剂、药用炭、动物血和甘草等。短期内大量出血者可先出现休克而尚无呕血、黑便，应提高警惕，注意和其他原因所致的休克进行鉴别。如能及时进行直肠指检，发现存在尚未排出的血便及插胃管检查胃内容物，有助于早期诊断。

2.出血量的估计　通常粪便隐血试验阳性提示出量每日>5ml；出现黑便提示出血量 50～100 ml；出现呕血症状提示出血量为 250～300 ml。呕血和便血的频度和量对出血量的估计虽有一定帮助，但不能据此对出血量作出精确的估计。患者血红蛋白浓度、红细胞计数和血细胞比容不能在急性出血后立即反映出来，并受出血前有无贫血存在的影响，故主要根据血容量减少所致的循环改变进行判断。

1）失血量的临床判断。

2）体位倾斜试验：仰卧位的血压（V_0)、脉率（P_0)，改为半卧位 3min 后，再测血压（V_1)，脉率（P_1)，如得出下列 3 项指标之一者，提示出血量在 1000ml 以上：①$V_0-V_1>1.33$ kPa(10mmHg)；②$P_1-P_0>20$ 次／min；③改半卧位后有头昏、头晕。

3）休克指数：计算方法为脉率（次／min）／收缩压（mmHg)，其数值可作为判断出血量的标准。

4）红细胞比容：出血程度也可根据红细胞比容的变化，通过公式计算进行估计。计算公式：失血量=BV_1一(BV_1×HCt／HCt_1)。其中，血容量（BV_1) 以体重 7%～8%计，HCt_1 为估计红细胞比容，HCt 为实际红细胞比容。

5）血清尿素氮测定、中心静脉压（CVP）测定和放射性核素检查等。

3. 出血是否停止的判断对大出血明确出血量外，判断有无继续大量出血也很重要。具有下述几点的全部或部分，提示患者仍有严重大出血，否则出血已停止：①反复呕血甚至呕鲜红色血，或黑便频数呈糊状暗红色，伴肠鸣音亢进者；②患者对输血或输液速度反应不佳，周围循环未见改善，或虽有改善而再度恶化，心率 110 次 / min 以上，收缩压 12kPa（90mmHg）或较基础血压低 25%，以上，中心静脉压仍有波动，或稍稳定后又下降者；③补液足够与尿量 35～50ml / h 的情况下，血尿素氮持续不降或再次升高者；④面色苍白、冷汗、烦躁不安、四肢厥冷等情况者；⑤红细胞计数、血红蛋白浓度及红细胞比容继续下降，网织红细胞计数持续增高者。

4. 出血病因的诊断　根据病史、症状和体征所提供的线索，再辅助其他检查可以明确病因。

【治疗】

1、常规处理：①患者应平卧位，烦躁不安时可肌注安定 10mg；②呕血者应禁食，单纯黑粪者可进流质饮食；③病情严重者应吸氧；④放置胃管，吸出胃内积血，了解出血情况，并可灌注药物；⑤加强护理，防止呕吐物吸入呼吸道引起肺炎或窒息。

2、抢救休克：①输血量估计，轻度出血时以输液为主，可暂不输血；中度出血需补充血液 400～600ml；重度出血需输血 900～1200ml，甚至更多；②输液量估计，原则上是量出为入。可根据中心静脉压测定，调节输液量和速度。液体选用晶体液与葡萄糖酐；③纠正酸碱平衡和 电解质平衡。

3、止血剂的应用：①酌情选用卡巴克洛/酚磺乙胺或氨甲苯酸，加入补液中滴注；②自胃管灌注浓度为80mg／L去甲肾上腺素或凝血酶；③胃镜下局部止血可选用喷洒止血剂，如80mg／L去甲肾上腺素或凝血酶；或者注射止血剂，如1～2mg肾上腺素加入10％盐水10ml，作分点注射；或高频电凝止血；或微波止血；或激光止血。

4、病因治疗：①应激性病变或溃疡病出血，或、可选用H2－受体阻滞剂西咪替丁或雷尼替丁静点；或口服洛赛克20mg，每日2次；②食管、胃底静脉曲张破裂出血，应置入三腔管压迫止血，一般注气或水于胃囊200ml，压力

上消化道大量出血手术治疗

为5.3～6.6kPa，用1～2kg滑车牵引，24小时后出血停止，可放气再观察24小时；同时给予垂体后叶素20U加入葡萄糖液100ml，静脉滴注，每3～4小时重复1次，胃镜直视下注射硬化剂，一般选用1％乙氧硬化醇或5％鱼肝油酸 钠，注入曲张静脉内及静脉旁，引起栓塞而止血。

5 手术治疗：

食管胃底静脉曲张出血采取非手术治疗如输血、药物止血、三腔硬化剂及栓塞仍不能控制出血者，应做紧急静脉曲张结扎术。此种方法虽有止血效果，但复发出血率较高，如能同时做脾肾静脉分流手术，可减少复发率。其他手术如门奇静脉断流术，H形肠系膜上静脉下腔静脉分流术，脾腔静脉分流术等也在临床抢救应用。择期门腔分流术的介入手术死亡率低，有预防性意义。由严重肝硬化引起者亦可考虑肝移植术。

溃疡病出血当上消化道持续出血超过48小时仍不能停止；24小时内输血1500ml仍不能纠正血容量血压不稳定；保守治疗期间发生再出血者；

内镜下发现具有动脉活动出血等情况死亡率高达 30%，应尽早此外科疾病手术。

第二节　胃食管反流病

胃食管反流病是指胃、十二指肠内容物反流入食管引起反酸、胃灼热等症状，并可导致反流性食管炎以及口、咽、喉、气管等食管以外的组织损害。胃食管反流病是消化系常见病，西方人群中 7%～15%胃食管反流症状。上海地区成年人胃食管反流相关症状发生率为 7.68%，胃食管反流病患病率高达 3.86%。约半数胃食管反流病患者内镜下可见食管黏膜充血、水肿、糜烂、溃疡等炎性改变称反流性食管炎；而约另一半的胃食管反流病患者内镜下无反流性食管炎表现，这类胃食管反流病称为内镜阴性的胃食管反流病。

【病因】

胃食管反流病是由多种因素造成的消化道动力障碍性疾病，存在酸或其他有害物质如胆酸、胰酶等的食管反流。胃食管反流病和反流性食管炎的发病主要是抗反流防御机制下降和反流物对食管黏膜攻击作用的结果。包括，①抗反流屏障减弱：食管下端括约肌（LES）功能障碍，压力下降，一过性 LES 松弛（TLESR）和食管裂孔疝等；②食管体部清除能力下降：食管收缩幅度降低，无蠕动性收缩发生率增加，唾液分泌减少；③食管壁抵抗力下降：上皮前、上皮层和上皮后屏障功能降低；④胃十二指肠功能失调：胃排空延迟、胃酸分泌增多、十二指肠胃反流和胆汁反流等。近来发现酸与胆汁反流共同参与食管黏膜的损伤，且食管损伤程度越重混合反流发生的比例越高。反流性食管炎的基本病理改变是：①食管鳞状上皮增生，包括基底细胞增生超过 3 层和上皮延伸；

②黏膜固定层乳头向表面延伸，达上皮层厚度的2/3，浅层毛细血管扩张、充血或（及）出血；③上皮层内中性粒细胞和淋巴细胞浸润；④黏膜糜烂或溃疡形成，炎细胞浸润，肉芽组织形成和（或）纤维化；⑤齿状线上>3cm出现Barrett食管改变（Barrett食管是指食管与胃交界的齿状线2cm以上出现柱状上皮取代鳞状上皮，是食管腺癌的主要癌前病变）。

【临床表现】

（一）典型症状

1.胃灼热　为常见症状，是胃内反流物对食管上皮下感觉神经末梢的化学性刺激所致。多为上腹部或胸骨后的一种温热感或烧灼感。胃灼热程度与病变程度不一定相关，如并发Barrett食管，即使反流严重，一般也无胃灼热症状。食管黏膜因慢性炎症而增厚或瘢痕形成，感觉减退，胃灼热症状反而减轻。食管炎形成管腔狭窄后，亦可阻止反流，使胃灼热症状减轻。

2.胸痛　近年来，胸痛作为常见症状，已被临床重视。疼痛位于胸骨后、剑突或下腹部，常放射到胸、背、肩、颈、下颌、耳和上肢，向左臂放射较多。胃食管反流病和原发性食管运动功能紊乱均可致胸痛，统称为食管源性胸痛，易与心绞痛相混淆。

3.吞咽困难　为常见症状。早期为间歇性，由炎症刺激引起食管痉挛所致。晚期吞咽困难进行性加重，因食管炎症、溃疡致瘢痕形成，造成管腔狭窄。

4.返酸、反食　为胃食管反流病的主要症状之一。患者常有反酸、打嗝，于餐后、躯体前屈或卧床休息时有酸性液体或食物反流至咽部或口腔。也可在熟睡时反流物吸入气道，引起呛咳、气喘，甚至窒息感。

（二）不典型症状

1.咽喉部症状　部分患者可出现咽部异物感、发音困难、咳嗽、癔球感、喉痛、经常清喉和声音嘶哑等。

2.肺部症状　其发生率为40%～60%，可有呛咳、哮喘样发作、吸入性肺炎、肺不张、肺脓肿和肺间质纤维化等。对难以解释的慢性咳嗽、反复发作肺炎的患者，应疑有胃食管反流可能。

（三）并发症

1.出血和穿孔　反流性食管炎患者常有轻度出血及间歇性大便潜血阳性。急性大出血者少见。并发Bartett食管的深溃疡，可引起大量出血，并有不同程度的贫血。严重反流性食管炎可并发穿孔。

2.食管狭窄　8%～10%的严重反流性食管炎患者将发展成食管狭窄，若伴有Barrett食管运动功能障碍，则更易发展至食管狭窄。早期吞咽困难为间歇性发作，晚期吞咽困难为进行性加重，若进食稍快，可引起返食，甚至进流食也困难。

3.Barrett食管长期反流物刺激，下段食管鳞状上皮可化生为柱状上皮，是食管腺癌的主要前病变，其腺癌发生率较正常人高30～50倍。

4.Delhunty综合征　由于酸性胃内容物经食管反流至喉部，所引起的声音嘶哑、慢性喉炎及环状软骨炎、气管炎等。

【辅助诊断】

（一）食管吞钡X线检查　对早期胃食管反流病并不敏感，假阴性较多。但若出现管腔狭窄等并发症时，帮助较大并可排除食管癌等其他食管疾病。

（二）内镜检查　是诊断反流性食管炎的最准确的方法，并能判断反流性食管炎的严重程度和有无并发症，结合活检可与其他原因引起的食管炎和其他食管病变进行鉴别。

1.反流性食管炎的内镜特征　食管炎是一组织学的诊断，在炎症情况下，内镜检查可见黏膜发红、粗大、表面有炎性渗出物，食管黏膜脆性增加，触之易出血，齿状线模糊，食管黏膜血管紊乱；较严重的病例黏膜上皮脱落、坏死，形成出血点、糜烂，乃至溃疡；重度食管炎可出现食管狭窄及Bartett食管。

2.反流性食管的内镜分类　反流性食管炎分类方法繁多，常用的有如下几种。

1）洛杉矶分类法：A级，病灶局限于食管黏膜皱襞，直径<0.5cm；B级，病灶仍局限于食管黏膜皱襞，相互不融合，但直径>0.5cm；C级，病灶在黏膜顶部相融合，但不环绕整个食管壁；D级病灶相融合，且范围>75%的食管壁。

2）烟台会议分类法：1999年8月由中华医学会消化内镜学会召开的全国反流性食管病研讨会上，对洛杉矶分类提出了适合国情的改良分类法。其内镜分级如下，0级：正常（可有组织学改变）；Ⅰ级：点状或条状发红、糜烂，无融合现象；Ⅱ级：有条状发红、糜烂，并有融合呈全周性，或溃疡；Ⅲ级：病变广泛，发红、糜烂融合呈全周性，或溃疡。

（三）食管滴酸试验　在滴酸的过程中，出现胸骨后疼痛或胃灼热的患者为阳性，且多于滴酸的最初15min内出现，表明有活动性食管炎的存在。

（四）24h食管pH监测　该法为目前诊断有否胃食管反流最好的定性和定量检查方法，对于内镜检查无食管炎，但有典型胃食管反流症状者及抗反流疗效检查时尤其有价值。正常食管内pH为5.5～7.0，当pH<4时被认为是酸反流的指标。食管内pH监测的指标为：①24h食管内pH<4所占时间百分比；②食管pH<4的发生次数；③pH<4且持续5 min以上的次数；④pH<4的最长时间；

⑤反流指数即 Demeester 计分。

（五）食管胆汁动态监测　可得到十二指肠胃食管反流（DGER）的频率和量，从而对胃食管反流病作出正确的评价。

（六）核素胃食管反流检查　是胃食管反流的定量检查方法，能同时检测反流次数、反流量及食管的清除功能。对具症状者胃食管反流阳性检出率 90%，并能够发现反流物吸入肺，且属非侵入性，此法接近生理状态，操作简单，特别适用于儿童。

（七）食管测压　可测定 LES 的长度和部位、LES 压、LES 松弛压、食管体部压力及食管上括约肌压力等。LES 静息压为 0.79kPa(10~30 mmHg)，<1.33 kPa（10 mmHg)即有食管括约肌关闭不全的可能，如 LES 压<1.33～3.99kPa(6mmHg)易导致反流。

（八）食管黏膜电位差检查　当食管黏膜完整时，黏膜电位差为（一 15～一 12）mV，当食管黏膜有炎症存在时，黏膜电位差减弱或消失；而合并 Barrett 食管时，食管黏膜电位差增高。

（九）治疗试验（质子泵试验）　由于胃食管反流病主要症状是由酸反流引起，因而应用强烈抑酸剂（如奥美拉唑 20 mg，每日 2 次，连服 1 周）后，症状会迅速消失。诊断正确率为 75%，特异性达 92%。但此试验仅适用于 40 岁以下无报警症状的患者。

【诊断】

（一）诊断依据　胃食管反流病诊断主要依据为：①典型症状；②内镜证实有食管炎表现；③食管功能检查有酸和（或）胆汁反流的表现；④质子泵抑制剂治疗实验阳性。上述 4 项如①、④项阳性临床可诊断胃食管反流病；①+

②、①+③或①+②+③项阳性可基本确诊为胃食管反流病。

（二）鉴别诊断　胸痛应与冠心病心绞痛鉴别，反酸须与消化性溃疡或反流样功能性消化不良鉴别，内镜下重度食管炎、食管狭窄应与食管癌鉴别。

【治疗】

1. 一般治疗

（1）减少体位因素造成的反流：白天进食后不宜立即卧床；睡前 3 小时不宜进食；睡眠时将床头抬高 15～20cm，以病人舒适为度。

（2）避免造成腹压增高的因素：如肥胖、便秘、紧束腰带等。

（3）避免进食降低食道压力的食物：如巧克力、咖啡、浓茶、酒精、高脂肪食物、番茄和柑橘制品等。

（4）避免应用降低食管压力的药物：如硝酸甘油制剂、钙通道阻滞剂、地西泮、茶碱、黄体酮等。

2. 药物治疗

（1）促胃肠动力药：适用于轻中症患者，如：莫沙必利（5mg / 次，3 次 / 日，口服，疗程 8～12 周）。

（2）抑胃酸药

①H_2受体阻断剂：适用于轻中症患者，如：雷尼替丁（150mg / 次，2 次 / 日，口服）。

②质子泵抑制剂（PPI）：适用于症状重、有严重食管炎的患者，如：奥美拉唑（20mg / 次，2 次 / 日，口服）。

③抗酸药：仅作为 I 临时缓解症状用，如：铝碳酸镁（1～2 片 / 次，3～4 次 / 日，饭后 1～2 小时嚼服）。

（3）联合用药：抑酸药和促动力药的联合应用是目前治疗反流性食管炎最常用的方法，其中 PPI 与莫沙必利合用的疗效较为明显。

（4）黏膜保护剂：主要包括硫糖铝和铋制剂，如：硫糖铝（1g，每日 4 次，餐前和睡前服）、枸橼酸铋（240mg，每日 2 次，早晚饭前服）。

3. 维持治疗：胃食管反流病具有慢性复发倾向，为减少复发，防止食管炎反复复发引起的并发症，需考虑给予维持治疗，停药后很快复发且症状持续者，或有食管炎并发症者，需要长程维持治疗。促胃肠动力药、H_2受体阻断剂及质子泵抑制剂均可用于维持治疗，但以质子泵抑制剂效果最好。

4. 抗反流手术治疗：抗反流手术是不同术式的胃底折叠术，目的是阻止胃内容物食管反流。适用于病情严重且严格内科治疗无效者。

5. 并发症的治疗

（1）食管狭窄：大部分狭窄可行内镜下食管扩张术，扩张术后给予长程质子泵抑制剂治疗可防止狭窄复发。少数严重纤维狭窄需进行手术切除。

(2)Barrett 食管：常发生在严重食管炎基础上，所以积极药物治疗基础病是预防 Barrett 食管发生和发展的重要措施，此时必须使用质子泵抑制剂治疗及长程维持治疗。同时，加强随访是目前预防 Barrett 食管癌变的唯一方法，而重点是早期识别异常增生，发现重度异型增生或早期食管癌，应及时手术切除。

第三节 急性胃炎

急性胃炎是指各种原因引起的胃黏膜的急性、弥漫性炎症，病理改变主要为中性粒细胞浸润，临床表现多种多样，主要有上腹痛和恶心、呕吐等，少数也可有黑便、呕血。急性胃炎病程一般较短，是可逆性的病变，人群患病率近100%，若治疗不及时或未能去除病因，则可转为慢性胃炎。

【病因】

急性单纯性胃炎

（一）感染因素　某些细菌或毒素、病毒，可造成胃黏膜的急性炎症。常见的致病细菌有沙门菌属、副溶血弧菌（嗜盐菌）、幽门螺杆菌（Hp）等。毒素中以金黄色葡萄球菌毒素为最常见，沙门菌属常在肉及蛋中生长，副溶血弧菌主要在蟹、鱼、螺、海蜇等海产品或咸菜中，天热久置的饭菜、奶、肉食适宜于葡萄球菌繁殖及肠毒素的产生。

（二）理化因素　物理因素如进食过热、过冷、粗糙的食物，X 线照射等。化学因素如烈酒、咖啡、浓茶、香料，某些药物如水杨酸制剂、洋地黄、碘、金霉素或其他抗生素、保泰松、辛可芬、氯化铵、奎宁、咖啡因等可引起胃黏膜浅表性炎症。

（三）其他　暴饮暴食、过度疲劳、受凉等使机体抵抗力下降或胃黏膜屏障遭受破坏，易于受以上因素侵袭而发病。

【临床表现】

发病急，常于进污染食物后数小时至 24 h 发病。主要症状为上腹部不适、腹痛、恶心、呕吐，吐物为酸臭的食物，呕吐剧烈时可吐出胆汁，甚至血性液体。如同时合并肠炎，可出现脐周阵发性绞痛，腹泻大便呈糊状或黄色水样便，不带脓血，一日数次至十数次。可伴有发冷、发热、脱水、电解质紊乱、酸中毒，甚至休克。体征可有上腹或脐周轻压痛，肠鸣音亢进。一般患者病程短，3~5 d 可治愈。

【辅助检查】

多数患者白细胞在正常范围内或轻度增高，沙门菌属感染者可轻度减少。呕吐物或可疑食物培养可能发现致病菌，血培养阴性。

【诊断】

1.有暴饮暴食、进不洁食物、酗酒，或刺激性药物史。

2.发病急，突然出现上腹部不适、恶心、呕吐、腹痛或伴腹泻，黄色水样便。

3.血象基本正常、呕吐物或可疑食物细菌培养，可证实致病菌。

4.如致病的毒性食物明确或食者集体发病，诊断为食物中毒。

5.本病应与急性阑尾炎、急性胰腺炎、胆囊炎、胆石症、大叶性肺炎、心肌梗死等疾病进行鉴别诊断。

【治疗】

治疗原则是去除病因，保护胃黏膜，合理饮食和对症处理。

1.急性单纯性胃炎：去除病因、卧床休息，禁食对胃有刺激的食物和药物。上腹痛或呕吐者可酌情禁食或进流质饮食;腹痛剧烈者给予局部热敷或解痉剂;频繁呕吐等引起脱水和电解质紊乱者，应予静脉输液以补充营养、水分和电解质；伴肠炎者可加用抗生素。加强胃黏膜保护可选用硫糖铝、胶体铋剂。

2.急性糜烂性胃炎

（1）去除诱因：针对病因，积极治疗原发病，去除各种诱发因素。

（2）降低胃内酸度：H_2受体拮抗剂，如西咪替丁、雷尼替丁、法莫替丁等，口服或静脉注射；质子泵抑制剂，如奥美拉唑、兰索拉唑等，口服或静脉注射。

（3）保护胃黏膜：硫糖铝、胶体铋或果胶铋剂等。

（4）其他止血措施：冰盐水+去甲肾上腺素溶液洗胃；胃镜下应用巴曲酶、凝血酶等药物局部喷洒或经胃镜做激光、微波或高频电灼凝固止血治疗。

3. 急性感染性胃炎：积极选用有效的抗生素治疗原发病，给予清淡、易消化的食物，对胃部出现的症状给予对症处理。

4. 急性腐蚀性胃炎

（1）应禁食，饮用蛋白清。

（2）强酸者给予口服弱碱溶液，如镁乳、氢氧化铝等，亦可加服牛奶、食用油等。

（3）不宜用碳酸氢钠溶液，以免产气过多导致穿孔。

（4）强碱者可给予弱酸液，如醋酸、枸橼酸等。

（5）来苏水的最好解毒剂为橄榄油。

（6）为防止感染可选用抗生素配合治疗。

（7）针对腐蚀剂种类选用针对性的解毒药物，后期出现有食管狭窄者可进行食管扩张术。

第四节　功能性消化不良

功能性消化不良（FD）是一种非常常见的临床症候群，广泛存在，几乎每个人一生中都曾有过消化不良的症状，只是持续时间的长短以及对正常生活影响的程度不同。人群中有 20%～40%，的人有过消化不良症状，西方国家资料统计功能性消化不良占消化系疾病的 20%～40%。功能性消化不良的病因和发病机理尚不清楚，1991 年在荷兰召开的消化动力会议上定义为：上腹部出现阵发性或持续性疼痛或不适，并伴有早饱、腹胀、呃气、反酸、胃灼热、恶心及呕吐等消化道症状，必须详细检查除外器质性病者，称功能性消化不良。

【病因】

功能性消化不良的病因和发病机制仍未完全阐明，可能是多因素综合作用的结果。包括：间歇性胃酸排出量升高、慢性胃炎、十二指肠炎、胃肠动力障碍、幽门螺杆菌（Hp）感染、精神和应激、内脏感觉变化及环境因素和遗传等。

功能性消化不良消化道运动功能改变如下，食管：胃食管反流；胃：胃排空迟缓、胃电节律紊乱、胃容纳舒张功能低下、胃窦运动减弱、胃十二指肠运动不协调；小肠：消化间期运动异常、十二指肠胃反流、肠运行时间改变；胆道：胆囊排空延迟、胆囊再充盈延迟；肛管：静息压力增高。

【临床表现】

（一）腹痛或不适　为常见症状，呈阵发性或持续性，多无规律，与进食无确切的关系。

（二）其他消化道症状　腹胀、早饱常见，也可有嗳气、反酸、胃灼热、厌食、恶心、呕吐等。

（三）精神症状　可同时伴有失眠、焦虑、抑郁、头疼、注意力不集中等精神症状。

【辅助检查】

（一）一般检查血、尿、便常规，粪隐血试验，血沉，肝、肾功能，血糖，甲状腺功能，病毒性肝炎血清标志物，必要时测定相应的肿瘤标志物检查。

（二）影像学检查　胸部 X 线摄片、肝胆胰 B 型超声、胃镜作为常规检查除外其他器质性病变。个别患者 B 型超声不能明确者，必要时尚需做 CT 或经十二指肠镜逆行胰胆管 X 线造影（ERCP）检查。

（三）体表胃电图　患者胃动过缓比较多见，也可有胃动过速或节律失常。

（四）胃排空功能测定　常用放射性核素闪烁扫描技术测定液体或固体食物的排空时间，及实时超声测定胃排空的方法。大约有50%的功能性消化不良患者存在固体排空延迟。

（五）胃腔内压力测定　多用气囊测压法和末端开放灌注导管测压法，功能性消化不良常有近端胃容受性舒张障碍和餐后胃窦运动减弱。

（六）其他检查如24h食管pH检测、胃分泌功能测定、幽门螺杆菌（Hp）检测、心理状态评估、食物耐受试验、感觉阈测定等。

【诊断】

（一）诊断标准

1.我国常用的临床诊断标准

1）上腹痛、腹胀、早饱、嗳气、反酸、胃灼热、恶心、呕吐等上腹部症状反复或持续4周以上。

2）内镜检查未发现胃十二指肠溃疡、糜烂、肿瘤等病变，同时也应排除肠道器质性病变。

3）实验室、B超、X线等检查排除肝胆胰疾病。

4）排除糖尿病、结缔组织病、肾脏疾病及精神病等全身性疾病。

5）无腹部手术史。

6）应追踪观察2～3年，2次以上胃镜未发现新的器质性疾病更有助于本病的诊断。

2.罗马Ⅱ标准（1999年）　下列症状在近12月内至少出现12周，但无须连续。

1）持续性或反复性消化不良（上腹部痛或不适感）。

2）不存在有可能解释这些症状的器质性疾病的依据（包括上消化道内镜检查）。

3）消化不良在排便后没有缓解，或消化不良的发作与大便次数或性状的改变无关（不是肠易激综合征）。

仅仅以症状类型不足以将器质性与功能性消化不良加以鉴别。必须做相应的检查以排除有关的器质性疾病。因此，功能性消化不良诊断属排除诊断。

（二）分型

1.溃疡样消化不良　腹痛集中在上腹部，是其主要而又最苦恼的症状。

2.运动障碍样消化不良　不愉快或烦恼的不适感（不是疼痛）集中在上腹部，是其主要症状。这种感觉可能被描述为或伴有上腹饱胀、早饱、气胀或恶心。

3.非特异性消化不良　患者有消化不良的症状，但不符合溃疡样或运动障碍样消化不良的诊断标准。

（三）报警症状　是指近期无明显原因的消瘦（体重减轻>3kg）、贫血、消化道出血（如黑便）、吞咽困难、反复呕吐、发热、黄疸、腹痛或腹部肿块等。45岁以前发生的消化不良症状，长期存在稳定不变，且无报警症状，多为功能性消化不良，可进行短期试验治疗，如无效应进行检查；而症状进行性加重，年龄大于45岁，或出现报警症状等，必须进行全面检查，以排除器质性病变。

【治疗】

治疗的目的是缓解或消除消化不良症状，改善患者的生活质量。

（一）一般治疗　建立良好的生活习惯，饮食规律、避免烟、酒、刺激性食物。尽量避免非甾体抗炎药，对无法停药者同时服用胃黏膜保护药或制酸药。

（二）精神心理调整

1.心理治疗　从社会、心理、行为入手，仔细寻找可能的心理刺激因素，耐心解释这些因素在疾病发生发展中的作用，使患者认识到调整生理秩序、稳定心理情绪的重要性。

2.抗焦虑药及抗抑郁药物　对某些有心理应激、抑郁、失眠等患者，使用地西泮、阿普唑仑、三唑仑、多塞平（多塞平）、阿米替林及氟西汀类可能对缓解上述症状、改善生活质量有帮助。

（三）抗酸药和制酸药　对溃疡样功能性消化不良合并促胃肠动力药可能取得意外的疗效。抗酸药有碳酸氢钠、氢氧化铝、氧化镁和三硅酸镁等。制酸药有 H_2 受体拮抗剂西咪替丁、雷尼替丁、法莫替丁、尼扎替丁和罗沙替丁等；质子泵抑制剂奥美拉唑、兰索拉唑和潘妥拉唑等可适当选用。

（四）胃黏膜保护药　可选用胶体铋、硫糖铝、前列腺素 E_1、替普瑞酮、思密达等。

（五）抗 Hp 治疗　对功能性消化不良并 Hp 感染的抗 Hp 治疗问题仍有不同的看法，但对年龄超过 45 岁的功能性消化不良患者，经积极治疗效果不佳，可考虑抗 Hp 治疗。

（六）促胃肠动力药

1.甲氧氯普胺　是中枢和外周抗多巴胺能药物，并从肠肌丛释放乙酰胆碱，对胃酸无影响。口服每次 10mg，每日 3～4 次，能促进胃排空，但 20%的患者可引起中枢神经系统副作用，亦可引起高催乳血症表现为乳房压痛、溢乳和月经不规则。

2. 多潘立酮　为外周多巴胺拮抗剂，但不具胆碱能活性，由于其穿透血脑屏障的能力很弱，故神经系统副反应少见，其耐受性优于甲氧氯普胺，口服每次 10mg，每日 3～4 次。偶可引起高催乳素血症的副反应。

3. 西沙必利　选择性地作用于肠肌丛，刺激乙酰胆碱释放且对胃酸分泌无影响，可增加胃窦收缩，改善胃窦十二指肠协调运动，降低幽门时相性收缩频率，使胃电活动趋于正常，从而最终加速胃排空。口服剂量每次 5～10 mg，每日 3～4 次，餐前 15～30min / 4～6 周为 1 疗程。有时可有腹泻或痉挛性腹痛，减量或停药后消失。

4. 莫沙必利　对功能性消化不良患者症状有显著的缓解作用，5mg，每日 3 次，连服 4 周后，70.7％患者的上腹疼痛消失，上腹饱胀、嗳气、进食减少和早饱等症状消失率为 73.90%～79.7％。

5. 红霉素　胃动素的激动剂，可刺激胃肠动力，单次静脉用药 200mg 可使糖尿病胃轻瘫固体餐的排空快于正常人。动物实验证实红霉素对胃肠动力作用有剂量的依赖性。

6. 其他　①胆囊收缩素（CCK）拮抗剂，已知外源性 CCK 在胃排空的调节中起重要作用；②鸦片制剂拮抗剂，已知其有调节胃动力的作用，如纳洛酮能使某些特发性胃轻瘫患者胃排空增强。

第五节　消化性溃疡

【西医部分】

消化性溃疡主要指发生在胃、十二指肠的慢性溃疡，即胃溃疡（GU）和十二指肠溃疡（DU），包括食管下段及胃空肠吻合术后的空肠溃疡等。由释放胃泌素的肿瘤（胃泌素瘤）所致的 Zollinger-Ellison 综合征常伴有溃疡，也被认为是消化性溃疡的一种类型。本病因溃疡的形 成与胃酸一胃蛋白酶的消化作用有关而得名，溃疡的黏膜缺损超过黏膜肌层，不同于糜烂。临床上 DU 较 GU 为多见，两者之比约为 3：1。DU 好发于青壮年，GU 的发病年龄较迟，平均晚十年。消化性溃疡的发作有季节性，秋冬和冬春之交比夏季常见。

【病因】

消化性溃疡的发病机制较为复杂，迄今尚未完全阐明。一般认为是胃、十二指肠局部黏膜损害（致溃疡）因素和黏膜保护（黏膜屏障）因素之间失去平衡所致，当损害因素增强和（或）保护因素削弱时，就可出现溃疡，这是溃疡发生的基本原理。目前认为消化性溃疡是一种多病因疾病。各种与发病有关的因素如胃酸、胃蛋白酶、幽门螺杆菌（Hp）、遗传、体质、环境、饮食、生活习惯、神经精神因素等，通过不同途径或机制，导致上述侵袭作用增强和（或）防护机制减弱，均可促发溃疡发生。

（一）幽门螺杆菌　目前认为 Hp 和消化性溃疡的发生密切相关，是引起消化性溃疡的重要病因。我国自然人群的 Hp 感染率为 40％~60％，胃溃疡患者为 70％～80％，十二指肠溃疡患者为 90％～1000%。Hp 根除后不仅可使溃疡愈合，而且还能显著降低溃疡的复发率。Hp 感染引起消化性溃疡的主要机制为：①Hp 借助其外层的植物血凝素选择性地黏附于胃黏液层、黏膜上皮细胞表面以及十二指肠的胃化生区，同时释放尿素酶、可溶性蛋白酶、磷脂酶 A2 以及空泡毒素等毒性因子，它们能强有力地破坏胃黏膜屏障，导致氢离子的反渗，最终引起消化性溃疡；②Hp 感染后，宿主的免疫应答介导了黏膜损害，Hp 感染能促使胃和十二指肠黏膜分泌多量的具有趋化多形核白细胞作用的白细胞介素 8，于是黏膜层内具有多量的多形核白细胞浸润，在多形核白细胞吞噬 Hp 的过程中，释放出具有黏膜损害作用的溶酶体酶和氧自由基；③Hp 感染可破坏胃黏膜上皮细胞，使生长抑素产生减少，胃泌素分泌亢进，胃酸分泌增多，最终引起消化性溃疡，尤其是十二指肠溃疡。

（二）胃酸分泌过多　十二指肠溃疡患者胃黏膜壁细胞的总数是正常人的 1 倍以上，其基础胃酸排泌量（BAO）以及最大胃酸排泌量（MAO）均明显高于正常人。胃酸分泌过多在十二指肠溃疡的发病中起重要作用。

（三）胃十二指肠黏膜防御机能　正常人胃十二指肠黏膜具有抵御多种外来致病因素的功能。它包括黏液分泌、黏膜屏障完整性、丰富的黏膜血流以及上皮细胞的再生。胃黏液中含有黏蛋白及一定浓度的重碳酸盐，它们和胃黏膜屏障一起能阻止氢离子逆弥散，同时亦可使黏膜免受化学性和机械性刺激的损伤，一旦这种保护作用减弱，则有可能发生消化性溃疡。

（四）药物因素　非甾体抗炎药（NSAID）、肾上腺糖皮质激素以及某些抗癌药等具有致溃疡作用。调查发现风湿性关节炎患者服用非甾体抗炎药一年后，胃溃疡的患病率为 11%～12%。服用阿司匹林后，患胃溃疡和十二指肠溃疡的相对危险度分别为 4.7 和 1.2，溃疡出血的相对危险度为 3.0，危险性大小与药物剂量大小、疗程以及个体对药物的敏感性等因素相关。非甾体抗炎药引起溃疡机制为：①抑制前列腺素的合成；②抑制胃黏液以及胃十二指肠黏膜碳酸氢盐的分泌，从而削弱黏液一碳酸氢盐屏障；③通过抑制氧化亚氮的合成，从而减少胃十二指肠黏膜血流；④抑制溃疡边缘黏膜上皮细胞的再生。

（五）胃十二指肠动力障碍　胃排空延缓以及肠液反流在胃溃疡的发生中起一定作用。十二指肠溃疡患者的胃排空尤其是液体排空较正常人快，致使十二指肠球部的酸负荷加大，造成黏膜损害。同时，十二指肠的消化间期运动延长，食糜和胃酸等刺激因素和它的接触时间延长，两者协同导致十二指肠溃疡的发生，因此胃十二指肠运动的失协调也参与了十二指肠溃疡的发生。

（六）遗传因素　遗传因素在消化性溃疡发展中可能起一定作用，消化性溃疡的发生是由遗传和非遗传因素协同综合累积的结果。

（七）环境因素　消化性溃疡好发于秋冬以及冬春之交。咖啡、浓茶、烈酒、过热和过冷等食品均增加溃疡病的发生率。吸烟者消化性溃疡的发生率较不吸烟者高 2 倍，而且吸烟增加溃疡病的并发症，影响溃疡的愈合以及促进溃疡复发，其原因可能是：①刺激胃酸以及胃蛋白酶原分泌；②减少胃十二指肠黏膜的血流和抑制前列腺素的合成；③影响幽门括约肌功能而导致十二指肠液反流。这些均提示环境因素在消化性溃疡的发展中也起一定的协同作用。

（八）精神因素失业、离婚以及战争等精神创伤和长期精神紧张均能影响神经内分泌系统，导致胃酸分泌增多以及削弱胃十二指肠黏膜屏障，最终发生消化性溃疡。

【临床表现】

多数消化性溃疡患者具有典型临床表现。症状主要特点是：慢性、周期性、节律性上腹痛，体征不明显。部分患者（10%～15%）平时缺乏典型临床表现，而以大出血、急性穿孔为其首发症状，称为无痛性溃疡。

（一）症状

1. 上腹痛　是消化性溃疡的主要症状，产生的机制为：①溃疡及其周围组织的炎症病变可提高局部内脏感受器的敏感性，使痛阈降低；②局部肌张力增高或痉挛；③胃酸对溃疡面的刺激。溃疡疼痛的特点是：①慢性经过，除少数发病后就医较早的患者外，多数病程已长达数年、十数年或更长时间。②周期性：除少数（10%～15%）患者在第一次发作后不再复发，大多数反复发作，病程中出现发作期与缓解期互相交替。反映了溃疡急性活动期、逐渐愈合、形成瘢痕的溃疡周期的反复过程。发作期可达数周甚至数月，缓解期可长至数月或数年。发作频率及发作与缓解期维持时间，因患者的个体差异及溃疡的发展情况和治疗效果及巩固疗效的措施而异。下列诱因如季节（秋末或冬天发作最多，其次是春季）、精神紧张、情绪波动、饮食不调或服用与发病有关的药物等而诱发，少数患者也可无明显诱因。③节律性：溃疡疼痛与胃酸刺激有关，临床上疼痛与饮食之间具有典型规律的节律性。胃溃疡疼痛多在餐后半小时出现，持续 1～2 h，逐渐消失，直至下次进餐后重复上述规律。十二指肠溃疡疼痛多在餐后 2～3 h 出现，持续至下次进餐，进食或服用制酸剂后完全缓解。腹痛一般在午餐或晚餐前及晚间睡前或半夜出现空腹痛及夜间痛，疼痛时服制酸剂或稍进食可缓解。胃溃疡位于幽门管处或同时并存十二指肠溃疡时，其疼痛节律可与十二指肠溃疡相同。当疼痛节律性发生变化时，应考虑病情发展加剧或出现并发症。④疼痛的部位：胃溃疡疼痛多位于剑突下正中或偏左，十二指肠溃疡位于上腹正中或偏右。疼痛范围一般较局限，局部有压痛。内脏疼痛定位模糊，不能以疼痛部位确定溃疡部位。若溃疡深达浆膜层或为穿透性溃疡时，疼痛因穿透部位不同可分别放散至胸部、左上腹、右上腹或背部。⑤疼痛的性质与程度：溃疡疼痛的程度不一，其性质视患者的痛阈和个体差异而定。可描述为饥饿样不适感、钝痛、嗳气、压迫感、灼痛或剧痛和刺痛等。

2. 其他伴随症状　嗳气、反酸、胸骨后烧灼感、流涎、恶心、呕吐、便秘或体重下降等。部分患者有失眠、多汗等自主神经功能紊乱症状。

（二）体征 活动期可有上腹部压痛，与疼痛部位一致。并可在背部第 10~12 胸椎段后椎旁压痛，胃溃疡偏左侧，十二指肠偏右侧。缓解期可无明显体征。后壁溃疡穿孔可有明显背部压痛，出血时可见皮肤及结膜苍白。

（三）特殊类型的消化性溃疡

1. 无症状性溃疡　15%～25%的消化性溃疡患者可无上腹部疼痛等临床表现，因其他疾病做内镜检查或 X 线钡餐检查时偶然发现，或当发生出血或穿孔等并发症时甚至于尸解时发现有溃疡的存在。其特点：①老年人居多，女性多于男性；②多有服用非甾体抗炎药病史；③常合并肝硬化、梗阻性黄疸、肺气肿和糖尿病等全身疾病；④以十二指肠溃疡居多，溃疡直径多<1 cm；⑤并发症发生率高达 52%～87%，以出血和穿孔多见。

2. 球后溃疡　约占十二指肠溃疡的 5%。其特点为：①青壮年人多见；②症状与典型的十二指肠溃疡相同，但疼痛更严重而顽固，夜间痛和背部放射更多见；③常发生在十二指肠乳头的近端，常与球部溃疡同时存在；④并发症发生率高，出血率比一般球部溃疡高约 3 倍；⑤溃疡以后壁多见，常为单发，溃疡直径多〈1cm。球后溃疡常易漏诊，对有典型而严重的十二指肠溃疡表现的患者，经钡餐透视及内镜检查未发现球部溃疡时，应注意观察十二指肠降部，防止漏诊。

3. 幽门管溃疡　极似十二指肠溃疡，伴有高胃酸分泌，但疼痛性质多变，大多为不典型疼痛，餐后立即出现疼痛，持续时间长。出血机会多，常有呕血和（或）黑便。幽门梗阻出现早，恶心、呕吐多见。病程较长，内科治疗效果差。

4. 老年人溃疡　随年龄的增长，胃溃疡及十二指肠溃疡的发病率逐渐增高。

与年轻人相比，老年人消化性溃疡的特点为：①十二指肠溃疡 / 胃溃疡的比例、男女比例呈下降趋势；②病程长，半数>10 年，服用非甾体抗炎药、Hp 感染和吸烟在发病中占重要作用；③症状多不典型，或无症状，或以并发症为首发症状。疼痛多无规律，食欲不振、恶心、呕吐、体重减轻、贫血等症状较突出；④并发症多，上消化道出血和穿孔是常见的并发症；⑤伴随病发生率高，常伴有高血压、缺血性心脏病、肝硬化、慢性支气管炎、肺气肿、脑血管病、糖尿病和类风湿等。

5. 巨大溃疡　一般指胃溃疡的直径>2.5 cm，十二指肠溃疡的直径>2.0cm。疼痛常严重而顽固，范围较广泛，伴体重减轻，低蛋白血症（与溃疡面蛋白渗出有关），大出血及穿孔较常见。内科治疗无效者比例较高。

（四）并发症

1. 上消化道出血　出血量>1000ml 见于 10%～25%的患者，溃疡出血是急性上消化道出血的常见原因，在国内 5191 例急性上消化道出血的病因分析中占 48.7%。患者多有反复发作病史，10%～15%患者从无溃疡病史，而以大量出血为首发症状。典型病例出血前 1～2 周常有上腹痛加剧，出血后疼痛减轻或消失。可能与出血后溃疡局部肿胀炎症现象减轻及溃疡创面被血痂覆盖与胃酸隔离有关，但亦有毫无出血先兆者。对于明显溃疡病史或诊断不易确立者，如病情允许应争取在 24～48 h 内进行急诊纤维胃镜检查，以便及时明确诊断，以确定治疗措施。内镜诊断准确率可达 90%以上。

2. 穿孔　1%～5%的患者可急性穿孔，是消化性溃疡最严重的并发症之一，据住院患者统计，急性穿孔占溃疡住院患者 18%。发生游离穿孔以胃窦小弯及十二指肠球部前壁溃疡多见，部分患者有饱餐、粗糙食物、腹压增加等诱因，溃疡急性穿孔后，胃、十二指肠内容物流入腹腔，导致急性弥漫性腹膜炎。临床表现为突然出现剧烈腹痛，持续而加剧，始于上腹逐渐蔓延至全腹，有时胃肠内容物沿肠系膜根部流向右下腹，致右下腹痛酷似急性阑尾炎穿孔。腹壁呈板样强直，有压痛及反跳痛等腹膜刺激征，半数患者有气腹征，肝浊音界消失。部分患者伴有休克症状，需与其他急腹症鉴别。约10%的患者在穿孔时伴发出血。

溃疡穿孔往往不大，其过程介于急慢性穿孔之间者，称为亚急性穿孔，临床症状不如急性穿孔剧烈，一般只引起局限性腹膜炎。

十二指肠球部后壁及部分胃窦后壁或小弯溃疡浸及浆膜层时，常与周围脏器或组织粘连然后才发生穿透，多穿入邻近脏器如胰腺等处，其发展呈慢性过程，称慢性穿透性溃疡，与急性穿孔不同，一般无急腹症表现，患者溃疡疼痛节律性消失，但较剧烈且顽固，常放散至背部，血清淀粉酶明显增高。

溃疡穿透形成瘘管者少见，十二指肠溃疡可穿入胆总管，胃溃疡可穿入十二指肠或横结肠。

3.幽门梗阻　十二指肠球部或幽门溃疡可引起反射性幽门痉挛或溃疡周围组织水肿、炎症等均可导致不同程度的功能性幽门梗阻，经内科治疗随溃疡的好转而消失。如溃疡反复发作愈合后遗留瘢痕或粘连可造成器质性幽门梗阻。

患者多有长期溃疡发作史。并发幽门梗阻后使胃排空延迟，上腹胀满不适，上腹痛失去节律性，餐后加重，有时为绞痛，嗳气反酸、呕吐最为突出，多于晚餐后明显，吐物量大，有酸臭味并含有发酵的隔夜宿食，吐后上腹疼痛可暂时缓解。体征有上腹膨胀、胃型、蠕动波及震水音。可有营养不良、失水、低钾、低氯及代谢性碱中毒，严重者可合并肾源性氮质血症。需与胃癌等引起的幽门梗阻鉴别，洗胃后钡餐检查及纤维胃镜检查可资鉴别。

4.癌变　2%～3%的胃溃疡可发生癌变，以下几点应提高警惕：①经积极内科治疗症状不见好转，或溃疡迁延不愈者；②无并发症而疼痛节律性消失，对原有治疗有效药物失效；③体重减轻：④粪便潜血试验持续阳性者。有上述情况者，应进一步X线钡气双重造影及胃镜复查及黏膜活检以排除早期癌变。如仍不能作出结论应严密随访观察，直至溃疡愈合。

【辅助检查】

1.胃镜检查和黏膜活检：不仅可对胃十二指肠黏膜直接观察、摄影，还可在直视下取活组织作病理检查和Hp检测，对消化性溃疡的诊断和良、恶性溃疡鉴别诊断的准确性高于X线钡餐检查,还可发现伴随溃疡的胃炎和十二指肠炎。内镜下消化性溃疡多呈圆形或椭圆形，偶也呈线状，边缘光整，底部充满灰黄色或白色渗出物，周围黏膜可有充血、水肿，有时见皱襞向溃疡集中。内镜下溃疡可分为活动期（A)、愈合期（H）和瘢痕期（S）三个病期。

2.X线钡餐检查：气钡双重对比造影能更好地显示黏膜象。溃疡的X线征象有直接和间接两种：龛影是直接征象，对溃疡有确诊价值，而间接征象包括局部压痛、胃大弯侧痉挛性切迹、十二指肠球部激惹和球部畸形等，间接征象仅提示有溃疡。

3.幽门螺杆菌检测：Hp感染的诊断已成为消化性溃疡的常规检测项目，其方法可分为侵入性和非侵入性两大类。前者需作胃镜检查和胃黏膜活检，可同时确定存在的胃十二指肠疾病，后者仅提供有无Hp感染的信息。快呋塞米素酶试验是侵入性试验中诊断Hp感染的首选方法。非侵入性试验中^{13}C或^{14}C呼气试验检测Hp感染的敏感性和特异性高而无需胃镜检查，可作为根除Hp治疗后复查的首选方法。

【诊断】

（一）诊断详细了解病史是诊断的基础。慢性病程，周期性发作及节律性上腹痛等典型表现是诊断消化性溃疡的重要线索。但消化性溃疡的确定诊断，尤其是症状不典型者，需通过钡餐X线和（或）内镜检查才能建立。

（二）鉴别诊断

1.功能性消化不良　主要依据X线及内镜检查进行鉴别。

2.慢性胃、十二指肠炎　内镜检查是主要的诊断和鉴别手段。

3.促胃液素瘤亦称Zolinger-Ellison综合征，是胰腺非B细胞瘤分泌大量胃泌素所致，特点是高促胃液素血症，高胃酸分泌和多发性、难治性消化性溃疡。肿瘤往往很小（〈1Cm）生长慢，半数恶性。因促胃液素过度刺激而使壁细胞增生，分泌大量胃酸，使上消化道包括空肠上段经常浴于高酸环境，导致多发性溃疡，以位于不典型部位（球后十二指肠降段和横段甚或空肠远段）为其特点。此种溃疡非常难治，常规胃手术后多见复发，且易并发出血、穿孔和梗阻。1／4～1／3病例伴腹泻。诊断要点是：①基础胃酸分泌过度，常>15mmol／h，BAO／MAO>60％；②X线检查常示非典型位置的溃疡，特别是多发性溃疡。伴胃内大量胃液和增粗的胃黏膜皱襞；③难治性溃疡，常规胃手术不奏效，术后易复发；④伴腹泻；⑤血清促胃液素>500ng/L（正常<100ng／L）。

4.胃癌　胃溃疡与溃疡性胃癌之区别极为重要，但有时比较困难。一些溃疡型胃癌在早期，其形态和临床表现可酷似良性溃疡，甚至治疗后可暂愈合（假愈），故有主张对所有胃溃疡患者都应进行内镜检查，在溃疡边缘做多点活检，明确溃疡的性质。

5. 钩虫病　钩虫可引起十二指肠炎，发生出血，甚至出现黑粪，症状可酷似消化性溃疡。下列情况提示钩虫感染并上消化道出血：①农民尤其是菜农发生率高，出血前就有贫血，贫血程度与出血量不符；②出血以柏油样便为主，出血时间迁延，出血量多不大；③出血伴有无规律性腹痛，胃镜检查无特异性改变；④嗜酸性粒细胞增多；⑤反复大便查找钩虫卵阳性；⑥按溃疡病和肠炎治疗无效，驱虫治疗迅速见效。

6. 胃黏膜脱垂症　X 线钡餐检查示十二指肠球部有“蕈样”或“伞状”缺损阴影。

7. 胆囊炎及胆石症　疼痛一般缺乏溃疡的节律性，往往因进食而发作，如有典型胆绞痛，莫菲（Mushy）征阳性，急性发作时常有发热及黄疸，胆囊造影、B 超及经十二指肠镜逆行胰胆管 X 线造影（ERCP）可以确诊。

【治疗】

治疗目的在于消除病因、解除症状、愈合溃疡、防止复发和避免并发症。消化性溃疡在不同的患者病因不尽相同，发病机制亦各异，所以对每一病例应分析其可能涉及的致病因素及病理生理，给以适当的处理。

1，一般治疗：注意休息，避免刺激性食物，戒烟酒，避免精神过度紧张和情绪波动。

2. 药物治疗：治疗消化性溃疡的药物可分为抑制胃酸的药物和保护胃黏膜的药物两大类，主要起缓解症状和促进溃疡愈合的作用。

（1）抑制胃酸药

①抗酸药：中和胃酸，可迅速缓解疼痛症状，如复方氢氧化铝（复方氢氧化铝 2～4 片 / 次，3 次 / 日，饭前半小时服或胃痛发作时服）、铝碳酸镁（1g

/ 次，3 次 / 日，饭后 1 小时服或胃痛发作时服）、盖胃平（4 片 / 次，3 次 / 日，饭后 1 小时嚼碎服）。

②H_2受体阻断剂（H_2RA）：通过阻断胃黏膜壁细胞 H_2受体而减少胃酸分泌。如西咪替丁（0.4g / 次，2 次 / 日，或 0.8g/次，睡前顿服）、雷尼替丁（150 mg / 次，2 次 / 日，或 300 mg / 次，睡前顿服）、法莫替丁（20mg / 次，2 次 / 日，或 40mg / 次，睡前顿服）。

③质子泵抑制剂（PPI）：作用于壁细胞胃酸分泌终末步骤中的关键酶 H^+-K^+-ATP 酶，使其不可逆失活，因而抑酸作用比 H_2受体阻断剂强且作用持久。如奥美拉唑（20mg / 次，1 次 / 日）、兰索拉唑（30mg / 次，1 次 / 日）、泮托拉唑（40mg/次，1 次 / 日）。

（2）保护胃黏膜治疗：胃黏膜保护剂主要有三种：硫糖铝、胶体铋剂（有枸橼酸铋钾又名枸橼酸铋钾和胶体果胶铋）和前列腺素类药物（米索前列醇）。这些药物治疗 4～8 周的溃疡愈合率与 H_2受体阻断剂（H_2RA）相似。

①硫糖铝（硫糖铝）：抗溃疡机制主要与其黏附覆盖在溃疡面上阻滞胃酸一胃蛋白酶侵蚀溃疡面、促进内源性前列腺素合成和刺激表皮生长因子分泌等有关。如硫糖铝（1g / 次，4 次 / 日，餐前服或睡前服）。

②胶体铋剂：在胃液 pH 条件下，可与溃疡面形成胶体薄膜，从而隔绝胃酸一胃蛋白酶对溃疡面的侵蚀，因而被称为“溃疡隔离剂”，有较强的抑制幽门螺杆菌作用。如：枸橼酸铋钾（120mg / 次，4 次 / 日，或 240mg / 次，2 次 / 日，餐前或睡前服）、胶体果胶铋（150mg / 次，3～4 次 / 日，餐前或睡前服）。

③米索前列醇：具有抑制胃酸分泌、增加胃十二指肠黏膜的黏液和碳酸氢盐分泌和增加黏膜血流等作用。如米索前列醇（200g / 次，4 次 / 日，餐前或

睡前口服）。

3.根除 Hp 治疗

（1）根除 Hp 治疗方案可分为质子泵抑制剂（PPI）为基础或胶体铋剂为基础加上两种抗生素的三联疗法及质子泵抑制剂（PPI）、胶体铋剂合用两种抗生素的四联疗法。

①三联疗法：即一种质子泵抑制剂（PPI）或一种胶体铋剂加上克拉霉素、阿莫西林、甲硝唑（替硝唑）三种抗生素中的两种，组成三联疗法。

②四联疗法：初次根除 Hp 治疗失败者，可用。PPI、胶体铋剂合并两种抗生素组成的四联疗法。

（2）根除 Hp 治疗结束后是否需要继续抗溃疡治疗：须根据具体情况而定。若根除 Hp 治疗方案疗效高而溃疡面积又不很大时，单一抗 Hp 治疗就可使活动性溃疡有效愈合。若根除.Hp 治疗方案疗效较低、溃疡面积较大、抗 Hp 治疗结束时患者症状未缓解或近期有出血等并发症史,应考虑在抗 Hp 治疗结束后继续用抑制胃酸分泌药治疗 2～4 周。

（3）根除 Hp 治疗后复查：根除 Hp 治疗结束至少 4 周后进行复查，否则出现假阴性。

4.NSAID 相关性溃疡的治疗和预防

(1).NSAID 相关性溃疡的治疗：应尽量暂停或减少 NSAID 剂量，检测 Hp 感染和进行根除治疗。用 PPI 治疗，溃疡的愈合可能不受或较少受到继续服用 NSAID 的影响，所以当未能中止 NSAID 治疗时，应选用 PPI 治疗。

(2)NSAID 相关性溃疡的预防：对长期应用：NSAID 的患者是否应常规给药预防溃疡仍有争论。既往有溃疡病史、高龄或有严重伴随疾病而同时应用抗凝血药或糖皮质激素者，可预防性地同时服用抗消化性溃疡药，PPI 和米索前列醇均可预防 NSAID 诱发的 GU 和 DU。

5. 溃疡复发的预防

(1) Hp 感染、服用 NSAID、吸烟等是影响溃疡复发的可除去的危险因素，应尽量除去。

（2）根除 Hp 治疗与维持治疗互补，才能最有效地减少溃疡复发和并发症。对溃疡复发同时伴有 Hp 感染复发者，可予根除 Hp 再治疗。

（3）下列情况则需用长程维持治疗来预防溃疡复发：不能停用 NSAID 者溃疡患者，无论 Hp 阳性还是阴性；Hp 相关性溃疡，Hp 感染未被根除；Hp 相关性溃疡，Hp 感染已被根除，但曾有严重并发症的高龄、有严重伴随病患者；非 Hp、非 NSAID 溃疡。

(4) 长程维持治疗一般多用 H2RA，常用方法为标准量半量睡前顿服。NSAID 溃疡复发的预防用质子泵抑制剂（PPI）或米索前列醇而不推荐使用 H_2RA。奥美拉唑 10mg / d 或 20mg 每周 2～3 次口服进行维持治疗。维持治疗的时间长短，须根据具体病情而定，短者 3～6 个月，长者 1～2 年。

6. 手术治疗：适应症为急性穿孔、瘢痕性肠梗阻、大量出血经内科紧急处理无效及内科治疗无效的溃疡、胃溃疡疑有癌变者。

第四章　泌尿系统疾病

第一节　急性肾衰竭

(acute renal failure，ARF) 简称急肾衰，属临床危重症。该病是一种由多种病因引起的急性肾损害，可在数小时至数天内使肾单位调节功能急剧减退，以致不能维持体液电解质平衡和排泄代谢产物，而导致高血钾、代谢性酸中毒及急性尿毒症综合征，此综合征临床称为急性肾功能衰竭。肾脏是机体维持内环境稳定的重要器官。

【病因】

急性肾小管坏死的病因主要是肾缺血和肾毒素两大类。肾缺血见于严重创伤、外科手术后、产科并发症、严重感染、严重的血容量不足、循环功能不全及其他（如降压药使用）；肾毒素包括外源性毒素（生物毒素、化学毒素、造影剂及抗菌药物等）和内源性毒素（血红蛋白、肌红蛋白等）。

广义的急性肾衰发病原因很多，包括：肾前性（如大量出血、休克、严重脱水和电解质失衡等）；肾实质性（如急性肾小管坏死、重症肾小球肾炎、重症肾盂肾炎、急性重症间质性肾炎、多发性血管炎和急性不可逆性肾皮质坏死）；肾后性（急性输尿管和尿道梗阻、肾小管梗阻和高尿酸血症等）。

【临床表现】

通常在严重疾病过程中尿量明显减少（非少尿型例外）和（或）发现患者SCr-或血尿素氮（BUN）明显升高，或出现其他有关肾功能急性减退的症状（如神经、心血管或肺部等相应症状，及水、电解质、酸碱平衡失调等）而被注意。临床上将急性肾衰大致分为少尿期、多尿期和恢复期等 3 个时期。此外，可有部分患者尿量并不减少，每日尿量可在 500 ml 以上，称之为非少尿型急性肾衰。

（一）少尿期　一般 1～2 周（短则 2d，长则 4 周），主要症状如下。

1. 尿量减少　每日尿量少于 400 ml 称为少尿，少于 100 ml 称为无尿。非少尿型急性肾衰患者尿量不减少，但患者 Scr 每日仍可上升 44.2～88.4 μmol/L 或更高。

2. 系统症状

1）消化系统症状：最早出现，常有厌食、恶心、呕吐，严重者有消化道出血，少数可出现肝功能衰竭、黄疸等。

2）心血管系统症状：根据体液平衡状况，有否感染及中毒等而异，可出现高血压、心力衰竭、心律失常、心包炎等。

3）肺部症状：肺炎、急性呼吸窘迫综合征等，后者为预后不良征象。

4）造血系统症状：可有出血倾向，可表现为弥散性血管内凝血。

5）神经系统症状：出现性格改变、神志模糊、定向障碍、昏迷、抽搐等。

3. 生化及电解质异常　患者均有生化及电解质代谢紊乱，概括为“三低”（低血 pH、低钠血症、低钙血症），“四高”（Scr 升高、BUN 升高、高钾血症和高磷血症）。

（二）多尿期　从少尿逐渐增加至超过正常尿量的时期，通常持续 1～3 周。尿量可达到每日 3000～5000ml，甚至更多，尿相对密度（比重）偏低。本期早期 Scr、BUN 仍可继续上升，部分患者因多尿可致失水、低血压、高钠血症，后者可使中枢神经系统症状恶化。此外，本期可出现各种感染并发症。

（三）恢复期　指肾功能恢复或基本恢复正常，尿量正常或正常偏多，大多数患者体力改善。尿相对密度（比重）逐渐提高至正常，Scr。逐渐趋于正常。从发病到恢复期平均约5周，完全康复通常需2～4个月，肾小管浓缩功能完全恢复则需半年至2年。少数可遗留永久性肾损害。

【辅助检查】

一、尿液检查

尿少、尿量≤17ml/h或＜400ml/d，尿比重低，＜1.014甚至固定在1.0-10左右，尿呈酸性，尿蛋白定性＋～+++，尿沉渣镜检可见粗大颗粒管型，少数红、白细胞。

二、氮质血症

血尿素氮和肌酐升高。但氮质血症不能单独作为诊断依据，因肾功能正常时消化道大出血病人尿素氮亦可升高。血肌酐增高，血尿素氮/血肌酐≤10是重要诊断指标。此外，尿/尿素氮〈15（正常尿中尿素200－600mmol/24h，尿/尿素氮＞20），尿/血肌酐≤10也有诊断意义。

三、血液检查

红细胞及血红蛋白均下降，白细胞增多，血小板减少。血中钾、镁、磷增高，血钠正常或略降低，血钙降低，二氧化碳结合力亦降低。

四、尿钠定量

＞30mmol/L。滤过钠排泄分数（FENa）测定，该法对病因有一定意义。其值＞1者为急性肾小管坏死，非少尿型急性肾小管坏死及尿路梗阻。其值＜1者，为肾前性氮质血症及急性肾小球肾炎。

五、纯水

清除率测定　该法有助于早期诊断。纯水清除率＝尿量（1 小时）（1－尿渗透压／血渗透压）

其正常值为-30，负值越大，肾功能越好；越接近 0，肾功能越严重。

-25～-30　说明肾功能已开始有变化。

-25～-15　说明肾功能轻、中度损害。

-15～ 0　说明肾功能严重损害。

【诊断】

当患者一旦出现尿量突然明显减少，肾功能急剧恶化（Scr 每日升高≥44.2μmol／L）时，即应想到急性肾衰的可能。根据病史、临床表现及辅助检查资料进行分析诊断。并注意肾前性、肾实质性和。肾后性急性肾衰的鉴别。

【治疗】

一、积极治疗原发病、去除病因。

二、少尿期的治疗

1、早期可试用血管扩张药物如罂粟碱 30－40mg，2 次／d，肌注：

补液

或酚妥拉明 10—20mg，如无效，可用呋塞米 800—1000mg 加入 5%葡萄糖 250ml 内静滴，有时可达到增加尿量的目的。在血容量不足情况下，该法慎用。

2、保持液体平衡，一般采用“量出为入”的原则，每日进水量为一天液体总排出量加 500ml；具体每日进水量计算方式为：不可见失水量（981±141ml）－内生水（303±30ml）－细胞释放水（124±75ml）＋可见的失水量（尿、呕吐物、创面分泌物、胃肠或胆道引流量等）体温每升高 1 摄氏度，成人酌加入水量 60－80ml/d。

3、饮食与营养：每日热量应＞6277焦耳，其中蛋白质为20－40g/d，以牛奶、蛋类、鱼或瘦肉为佳，葡萄糖不应＜150g/d，据病情给予适量脂肪，防止酮症发生，重症可给全静脉营养疗法。

4、注意钾平衡；重在防止钾过多，要严格限制食物及药品中钾的摄入，彻底清创，防止感染，如已出现高钾血症应及时处理；可用10%葡萄糖酸钙10ml，缓慢静注，以拮抗钾离 子对心肌及其他组织的毒性作用，25%葡萄糖液300ml加普通胰岛素15IU，静滴，以促进糖原合成，使钾离子转入细胞内；钠型离子交换树脂20～30g加入25%山梨醇100－200ml作高位保留灌肠，1g钠型树脂约可交换钾0.85mmol；纠正酸中毒，促使细胞外钾向细胞内转移。重症高钾血症应及时做透析。此外，对其他电解质紊乱亦应做相应处理。

5、纠正酸中毒，根据血气、酸碱测定结果，可按一般公式计算补给碱性药物。

6、积极控制感染；急性肾衰患者易并发肺部、尿路或其他感染，应选用针对性强，效力高而肾脏无毒性的抗生素，如羧苄西林、氨苄西林、红霉素、林可霉素等。

7、中药；大黄10g、牡蛎30g，蒲公英20g，水煎至200－300ml，高位保留灌肠，每日1－2次，保持患者每日腹泻3次左右，促进粪便排出增加，有助于度过少尿期，应用该法须注意水、电解质平衡及营养问题。

8、血液净化疗法：是救治急性肾衰的主要措施，可选用血液透析、腹膜透析、血液滤过或连续性动静脉血液滤过，疗效可靠。血液净化法指征：为急性肺水肿；高钾血症，血钾达6.5mmol/L以上；无尿或少尿达4天以上；二氧化碳结合力在15mmol/L以下，尿素氮氯、28.56mmol/L(80mg/dl)，或每日上升、

10.7mmol/L（30mg/dl）无尿或少尿 2 日以上，而伴有下列情况之一者；持续呕吐，体液过多，出现奔马律或中心静脉压持续高于正常；烦躁或嗜睡；血肌酐＞707.2umol（8mg/dl）及心电图提示高钾图形者。

三、多尿期的治疗　头 1－2 天仍按少尿期的治疗原则处理。尿量明显增多后要特别注意水及电解质的监测，尤其是钾的平衡。尿量过多可适当补给葡萄糖、林格氏液、用量为尿量的 1/3－2/3，并给予足够的热量及维生素，适当增加蛋白质，以促进康复。

四、恢复期的治疗　除继续病因治疗外，一般无需特殊治疗，注意营养，避免使用损害肾脏的药物。近年来对肾衰的治疗着重于防治肾小管细胞损伤及促进其细胞的修复，如应用腺嘌呤核苷酸（ATP～MgCI2），可使肾小管细胞内 ATP 含量增加，减轻肾小管细胞肿胀与坏死；谷胱甘肽、过氧化物歧化酶及别嘌呤醇可消除机体内活性氧（O－2、H2O2、OH－），防止因脂肪过氧化损伤肾小管细胞膜；钙离子阻滞剂（维拉帕米、硝苯地平）、可阻止 Ca＋＋向细胞内转移，防止 Ca＋＋在细胞线粒体内堆积，使细胞内 ATP 含量增多，有助于损伤细胞的修复，但这些防治措施尚处于探索阶段，仍需进一步在临床实践中加以总结。

第二节　肾病综合征

肾病综合征是由多种病因引起的以大量蛋白尿（尿蛋白>3.5g／日）、低白蛋白血症（血浆白蛋白<30g／L）、水肿、高脂血症（血胆固醇>5.98retool／L，甘油三酯>1.7mmol／L）为特征的临床综合征。

【病因】

NS 分原发性及继发性两大类。PNS 即原始病变发生在肾小球，如急性。肾炎、急进性肾炎、慢性肾炎、肾小球肾病等。继发性 NS 病因广泛而复杂，包括：①感染（细菌、病毒、昆虫、蠕虫等）；②药物（汞、有机金、青霉胺、海洛因、丙磺舒、干扰素、造影剂、非甾体抗炎药等）；③毒素及过敏（蜂刺、蚊毒、花粉等）；④肿瘤（实体瘤如肺、胃、结肠、乳腺癌，多发性骨髓瘤，霍奇金病等）；⑤多系统疾病（如系统性红斑狼疮、过敏性紫癜等）；⑥家族遗传及代谢性疾病（如糖尿病、肾淀粉样变性、遗传性肾炎、家族性肾病综合征等）；⑧其他（如子痫、移植肾慢性排异、反流性肾病、肾乳头坏死等）。

【临床表现】

（一）主要表现

1.尿液异常可有大量蛋白尿及不同程度的血尿。

2.水肿　水肿程度轻重不一，以组织疏松及体位低处为明显。严重者全身水肿、阴囊水肿、胸腔和腹腔积液，甚至心包积液，积液为漏出液。

3.高血压　20%～40%有高血压，多为中度升高，晚期可明显升高，可为肾素依赖性、容量依赖性或两者兼有。很少发生高血压危象或高血压脑病。

4.低蛋白血症　可表现为毛发稀疏、干脆及枯黄，面色苍白、消瘦、指甲上有白色横行的宽带等。

（二）并发症

1.继发感染　常见呼吸道、泌尿道、皮肤感染。感染是导致 NS 复发和疗效不佳的主要原因之一，甚至导致患者死亡。

2.血栓、栓塞并发症　肾静脉血栓最常见，发生率 10%～40%，患者常无症状。此外，肺血管血栓、栓塞，下肢静脉、下腔静脉、冠状血管血栓和脑血管血栓等也可见到。

3. 急性肾衰竭　多无明显的诱因，表现为少尿甚至无尿，扩容、利尿治疗无效。

4. 蛋白质及脂肪代谢紊乱长期低白蛋白血症可导致营养不良、小儿生长发育迟缓。在低白蛋白血症明显时，甲状腺素结合球蛋白、维生素 D 结合蛋白、抗凝血酶Ⅲ、转铁蛋白等从尿中排出增加，出现相应的临床症状，如甲状腺功能降低、低钙血症、缺铁性贫血等。高脂血症促进血栓、栓塞并发症的发生，还可引起心脑血管病及肾小球硬化等。

【辅助检查】

（一）尿液检查

1. 尿常规 24h 尿蛋白≥3.5 g，重者可至 20～30g。可有血尿、管型尿。

2. 选择性蛋白尿指数（SPI）　以 IgG 和转铁蛋白的清除率求得 SPI 为例，SPI≤0.1 为高度选择性，0.11～0.19 为中度选择性，≥0.2 为非选择性。SPI≤0.1 者对激素治疗效应良好，≥0. 二者对激素多无反应。微小病变型肾病大多为高度选择性，局灶节段性肾小球硬化，膜性肾病及系膜毛细血管性肾小球肾炎多为非选择性。近年来采用尿蛋白电泳测定，γ 球蛋白 / 白蛋白<0.1 为选择性蛋白尿，>0.5 为非选择性蛋白尿。

3. 尿蛋白聚丙烯胺凝胶电泳（圆盘电泳）　微小病变型肾病以中分子（白蛋白）蛋白尿为主，滤过膜损害较严重者以高分子蛋白尿为主，混合性蛋白尿提示滤过膜损害较严重，同时有以肾小管一间质损害。

4. 尿 C_3 测定　新月体肾炎及系膜毛细血管性肾小球肾炎 90% 以上阳性，局灶节段性。肾小球硬化、膜性肾病及系膜增生性肾小球肾炎次之，微小病变 15%

阳性，尿 C_3 测定可预测激素治疗是否有效，符合率 80%。

5.尿纤维蛋白降解产物（FDP）测定　微小病变型肾病时尿 FDP 多<1.25 mg／L，系膜增生性肾小球肾炎多数>1.25 mg/L。如尿 FDP>3 mg/L 持续不降低，提示病变活动性较强，应采取抗凝治疗或纤溶疗法。

（二）血液检查

1.肾功能检查　先出现肾小球滤过功能减退，BUN、Scr 升高，继之出现尿浓缩功能减退，且两者平行。

2.血清蛋白测定　血清蛋白电泳特点为白蛋白降低，α_2 及 β 球蛋白升高，γ 球蛋白正常或降低。血清免疫球蛋白中，IgG 降低。

3.肾活组织检查　可明确病理类型，为制订治疗方案、判断疗效及预后提供依据。

4.高脂血症的检查　高脂血症显示出血清总胆固醇、甘油三酯及脂蛋白(a)增高，极低密度脂蛋白（VLDL）及低密度脂蛋白（LDL）增高，高密度脂蛋白（HDL）增高、正常或减低。

5.免疫学检查　系膜增生性肾小球肾炎中的 IgA 肾病血中 IgA 水平可能增高。系膜毛细血管性肾小球肾炎血 C3 持续降低。

【诊断】

本病诊断包括下列三个方面。

1.临床确诊为肾病综合征，标准为，①大量蛋白尿：成人每日>3.5g；②低白蛋白血症：成人血白蛋白<30g／L；③高脂血症：血清胆固醇>6.5 mmol／L；④水肿。其中大量蛋白尿和低蛋白血症为诊断时必备项目。

2.确诊病因，须首先除外继发性病因，才考虑为 PNS，最好进行肾活组织检查，做出病理诊断。

3. 判断有无并发症。

【治疗】

（一）一般治疗

1. 水和电解质　仅下肢或下垂性水肿，而无浆膜腔积液，每日尿量在1000ml左右，可不限水。高度水肿而尿量少者应严格控制水的摄入。有水肿、血压高时，予低盐饮食，每日食盐在3 g以下。当水肿消退，血压正常时可进正常含钠饮食。定期检查血钾和血钙，发现异常及时纠正。

2. 蛋白质的供应　给予正常量1.0g/（kg·d）的优质蛋白，以富含必需氨基酸的动物蛋白为首选。高蛋白饮食既不能纠正低蛋白血症，又造成高灌注、高滤过，导致肾小球硬化，故不再提倡。

3. 总热量及其他　每日热量不宜少于126～147kJ / kg(30～35kcal / kg)，一般脂肪占总热量的30%。为减轻高脂血症，少进饱和脂肪酸（动物油脂），多进含多聚不饱和脂肪酸（如植物油、鱼油）及富含可溶性纤维（如燕麦、米糠及豆类）饮食。补充各种维生素及微量元素，如维生素B、维生素C、维生素D、维生素P及叶酸和铁、铜及锌等。

4. 生活和休息　有明显水肿和高血压者卧床休息。一般情况好转、水肿基本消退及血压平稳后可起床活动。尿蛋白稳定在每日2g以下，病情基本缓解，可增加活动量，半年无复发者可参加室内轻工作，病情稳定半年内尽量避免各种感染及过度劳累。

（二）对症治疗

1. 利尿消肿　高度水肿时，可使用利尿剂治疗。常以噻嗪类利尿剂（氢氯噻嗪 25～50mg，每日 3 次）和潴钾利尿剂（氨苯蝶啶 50~100 mg，每日 3 次；螺内酯 20 mg，每日 3 次）作为基础，无效时，改为渗透性利尿剂（如葡萄糖酐 40 或羟乙基淀粉 250～500 ml 静脉滴注，每日 1 次），并加用袢利尿剂（如呋塞米每次 20～100 mg）治疗；在静脉输注渗透利尿剂后，再注入袢利尿剂常可获良好的利尿效果。必要时，还可应用血浆或白蛋白，提高血浆胶体渗透压，促进组织中水分回吸收并利尿，但每周不能超过 2～3 次。顽固性水肿患者，经上述治疗无效后可短期进行血液超滤脱水。

2. 减少尿蛋白　主要通过有效地控制高血压作用而不同程度地减少尿蛋白，可应用下列药物：①ACE_1如贝那普利 5～20mg，每日 1 次，口服；②血管紧张素Ⅱ受体拮抗剂，如氯沙坦 50～100ml，每日 1 次，口服；③钙通道阻滞剂，如氨氯地平 5mg，每日 1 次，口服。

（三）免疫调节治疗

1. 肾上腺糖皮质激素（激素）　按患者对激素治疗的反应，PNS 分为激素敏感型、激素抵抗型、激素依赖型三型。激素敏感型为对标准激素疗程治疗效果良好；激素抵抗型是指泼尼松 1 mg／（kg・d）正规治疗 8 周，蛋白尿无改善者；激素依赖型是指在激素减量过程中或停药 14 d 连续两次复发者。泼尼松为目前最常用的口服制剂，泼尼松适用于有肝功能严重损害者，甲泼尼松用于静脉冲击治疗。激素标准应用原则是初始剂量要足，减药要慢，维持用药时间要长。初始剂量要足，强调泼尼松用量要足够大，成人 1 mg／(kg・d)，清晨 1 次顿服，疗程要用足 8~12 周，这是延长缓解、减少复发的关键。2 周内无效，可增加剂量。4 周无效可换用另一制剂或使用冲击治疗。如果用药 4 周以上才使尿蛋白消失及水肿完全消退，则疗程应延至 12 周。减药、撤药要慢，有效患者每2～3周减原用量的5%～10%，当减至小剂量时（成人每日0.5mg/kg)，改为隔日疗法，即成人隔日晨服1 mg/kg，连服6个月。以后继续缓慢而规则地减量，至维持量时，即成人隔日晨服0.4mg/kg，再服12～18个月。这种维持量长期持续治疗可使其复发率降至最低限度。以后缓慢减药，以至停药，少数患者需终身服用。在减量过程中，如果尿蛋白增加，则恢复原有效最低量，隔2周后尿蛋白若消失，可再减量。对激素依赖性NS，当减至复发量或比它稍大量时，不应再减，需终身服用此量。

激素的常见副作用有加重水肿、高血压、氮质血症和低蛋白血症，血管内血栓形成，继发感染。突然停药可发生激素戒断综合征及急性肾上腺皮质功能不全。

2.细胞毒性药物　适用于激素依赖型及激素抵抗型的患者。若无激素禁忌，一般不作为首选及单独应用细胞毒性药物。

1）环磷酸胺：用法为1～3 mg/(kg·d)，可每次200 g，加生理盐水20 ml静脉注射，隔日1次，累积总剂量不超过8 g。副作用可有一过性骨髓抑制、中毒性肝损害、抑制性腺、胃肠道反应、出血性膀胱炎等。

2）氮芥：用法为从1 mg开始，隔日静脉注射1次，每次增加1 mg，至5 mg后每周2次，累积量达1.5～2.0mg/kg后停药。本药治疗效果较佳，但因严重的胃肠道反应和骨髓抑制作用，目前较少应用，在其他细胞毒性药物无效时则可推荐应用。

3）其他药物：如苯丁酸氮芥、长春新碱、硫唑嘌呤等，虽可应用，但疗效均较弱。

3.环孢素　主要用于激素和细胞毒性药物治疗无效的难治性

NS。用法为初始成人 5mg / (kg·d)，分 2 次服，连用 3 个月，最长不超过 4 个月，无效者停药；如 NS 缓解，则每月减 1 mg（原用量 25％），至 3 mg / (kg·d) 时，为维持用药治疗，通常共服用 6 个月左右。如短期用药，且剂量≤5 mg / (kg·d)，不需做血药浓度监测。在用药最初 3 个月或用药较长、剂量较大者宜监测血药浓度，最初 1～2 个月血药浓度以谷峰值在 100～200ng, / ml（全血高效液相色谱法）或 300~400 ng / ml（全血放射免疫法），以后为 50～100ng / ml（全血高压液相色谱法）。其不良反应有肾毒性、肝毒性、高血压、高尿酸血症、牙龈增生、多毛等。该药因其副作用较多及停药后易复发，临床难以广泛应用。

（四）根据病理类型施治

1. 微小病变型肾病及轻度系膜增生性肾小球肾炎　初治者可单用泼尼松，剂量可偏小（每日 40mg 左右）。PontiCelli 推荐的激素治疗方案是：成人初始用量 1 mg / (kg·d)，6 周或尿蛋白转阴后，改为隔日 1.6 mg / kg，以后每个月隔日减 0.2～0.4 mg / kg。单用激素疗效差者、频繁复发者，及激素依赖或激素抵抗型患者，应合用细胞毒性药物。

2. 膜性肾病试用的治疗方案　多种多样，可有如下方案：①单用激素；②单用环磷酸胺或苯丁酸氮芥；③甲泼尼龙、苯丁酸氮芥交替使用；④泼尼松合用环磷酸胺；⑤泼尼松合用硫唑嘌呤；⑥环孢素合用小剂量甲泼尼龙。

尽管上述疗法疗效不一，但多数学者认为：①膜性肾病对治疗的反应性较差，但在疾病早期，尤其是 I 期膜性肾病，治疗缓解率可高达 60％，故提倡早期治疗；②单用激素或细胞毒性药物效果不确切，故提倡联合使用；③治疗用药不能一味追求消除尿蛋白而盲目延长，应谨防药物的副作用，特别是在应用较大剂量、较长疗程时，对老年人更需如此；④由于膜性肾病易并发肾静脉血栓形成，特别是在用激素时，故应适当给予抗凝剂和抗血小板聚集药。

3.局灶节段性肾小球硬化　有研究表明，延长口服激素的疗程至5～8个月，可使30%～60%的患者完全缓解。对激素抵抗或依赖及反复发作的患者，多数学者主张联用激素和细胞毒性药物，因为细胞毒性药物能明显降低复发率和延长缓解期，并可减少泼尼松用量。

目前推荐的方案为：先给予大剂量激素治疗8周，有效者按微小病变型肾病治疗，无效者有以下选择：①激素减至小剂量并维持4～6个月；②激素减至小剂量，隔月加细胞毒性药物1个月，疗程6个月；③激素快速撤减，对症处理。

局灶阶段性。肾小球硬化属较典型的肾小球高灌注性疾病，可试用ACE_1部分临床研究证实ACEI能有效地减少尿蛋白、保护肾功能。

4.重度系膜增生性肾小球肾炎及系膜毛细血管性肾小球肾炎　两者均属重度增生性肾小球疾病，常较快地发生肾功能不全，预后差。若已出现慢性肾衰竭，一般不用激素及细胞毒性药物；若肾功能正常，则可试用一个激素标准疗程或隔日疗法，越早治越好，2个月后逐渐减量，4～6个月无效则停用，如有效可将激素维持在最低有效量。合用抗凝剂及抗血小板解聚药对稳定肾功能、减少尿蛋白可能有益。该类NS尿蛋白转阴困难，治疗目的在于改善症状、保持肾功能，因此，对症处理和控制高血压就显得尤为重要。

（五）并发症防治

1.感染　通常在使用激素治疗时无须应用抗生素预防感染，但一旦发生感染则应及时选用对致病菌敏感、强效且无肾毒性的抗生素积极治疗。

2.血栓及栓塞并发症　当血浆血蛋白<20g／L时，可能存在高凝状态，应

行预防性抗凝治疗。常用肝素 1 875～3750U 皮下注射，每 6h1 次；或用低分子量肝素（LMWH）0.4ml，皮下注射，每 12h1 次，维持凝血时间于正常的 1 倍。还可辅用抗血小板聚集药，如双嘧达莫每日 300～400mg，或阿司匹林每日 40～300mg，分次口服。已发生血栓、栓塞者在 3d 内（最佳在 6h 内）进行全身或局部溶栓，可给予尿激酶或链激酶 100 万～150 万 U 加入 50g / L（5%）的葡萄糖液中 1 h 内静脉滴注完，每日 1 次，同时配合抗凝治疗，抗凝药持续应用半年以上。

3. 急性肾衰竭治疗　措施包括：①应用袢利尿剂，冲刷阻塞的肾小管管型；②有透析指征者进行血液透析；③原发病治疗；④口服碳酸氢钠碱化尿液，以减少管型形成。

4. 高脂血症应用降脂药物，可选用降胆固醇为主的羟甲戊二酸单酰辅酶 A（HMG-CoA）还原酶抑制剂，如辛伐他丁 20 mg，或氟伐他汀 20 mg，晚餐时顿服；亦可选用降甘油三酯为主的氯贝丁酯类，如非诺贝特 100mg，或苯扎贝特 200mg，每日 3 次口服。

第三节　急性间质性肾炎

急性间质性肾炎（AIN）是一组由多种病因引起的、以肾间质（炎细胞浸润）及小管（退行性病）急性病变为主要表现的疾病。

由于病变常累及肾小管，并易导致肾小管形态和功能的异常，故又称为肾小管一间质性肾炎。

【病因】

据其病因可分为药物过敏性 AIN、感染相关性 AlN 和特发性 AIN。引起 AIN

药物种类很多，以抗生素及非甾体抗炎药最常见，如青霉素类（特别是苯甲氧西林、氨苄西林等半合成青霉素）、头孢菌素、β-内酰胺类抗生素、磺胺类、苯妥英钠、呋塞米、噻嗪类利尿药、利福平等药物。感染相关性AIN主要由细菌、病毒及其产物直接引起AIN，也可通过免疫反应致病。

【临床表现】

（一）尿路感染　征象起病急，发热、尿急、尿频、尿痛、排尿困难和腰痛，肾区有叩击痛和触痛。

（二）过敏反应表现　见于药物过敏引起者，多数患者发生于用药后第2周，在用药过程中突然出现体温升高、皮疹、关节痛（典型过敏“三联征”）。但非甾体抗炎药引起者常无全身过敏表现。

（三）肾功能损害常出现急性肾衰竭，伴或不伴少尿。并因肾小管功能损害，出现肾性糖尿、低相对密度（比重）尿及低渗透压尿。

【辅助检查】

（一）血常规　白细胞及中性粒细胞大多增高，过敏者血中嗜酸性粒细胞增多。

（二）尿常规　可有白细胞尿，蛋白尿多为轻度，但当非甾体抗炎药引起肾小球微小病变性肾病时常出现大量蛋白尿（>3.5g/d），并由此引起肾病综合征。常有血尿，沉渣中有白细胞及

各种管型。药物过敏者尿中可出现嗜酸性粒细胞，还可有低相对密度（比重）尿，尿糖阳性。

（三）生化检查　可有不同程度的血尿素氮、肌酐升高，后期可出现肌酐清除率下降。

（四）肾小管功能检查　早期出现酚红排泄率降低、尿浓缩功能减退、尿酸化功能受损。

（五）免疫学检查　可能 IgE 增高，抗肾小管基膜抗体阳性。

（六）肾活组织检查　肾间质明显水肿，有单核细胞、中性粒细胞及嗜酸性细胞浸润，重者可有肾小管上皮细胞坏死、脱落。

【诊断】

典型病例根据病史、临床表现及有关辅助检查，易于作出诊断，但非典型病例必须依靠肾穿刺病理检查确诊。

【治疗】

（一）去除病因　如积极治疗感染、停用过敏药物等。

（二）免疫抑制治疗　病情严重者服用肾上腺糖皮质激素，如泼尼松每日 30～40mg，病情好转逐渐减量，共服用 2～3 个月。

（三）抗过敏　可用氯苯那敏、异丙嗪、苯海拉明、葡萄糖酸钙等。

（四）透析治疗　急性肾衰竭患者及时进行透析治疗。

第四节　肾盂肾炎

肾盂肾炎是指细菌（少数为真菌、病毒、原虫等）直接引起的肾盂肾盏和肾实质的感染性炎症。本病好发女性，男女之比约为 1：10，其中尤以已婚育龄女性、女婴幼儿和老年妇女患病率高。

【病因】

本病最常见的致病菌是肠道革兰阴性杆菌，其中又以大肠埃希菌居首，占 60％～80％，其次依次为变形杆菌、克雷白杆菌、产气杆菌、沙雷杆菌、产碱杆菌、粪链球菌、铜绿假单胞菌和葡萄球菌。其中铜绿假单胞菌常发生于尿路器械检查后。变形杆菌、克雷白杆菌常见于尿路结石病患者。多为单一致病菌，极少数两种以上细菌混合感染。

【临床表现】

（一）急性肾盂肾炎

1. 全身感染症状　急骤起病、寒战、高热、疲乏无力、食欲减退、恶心呕吐，甚至腹胀、腹痛或腹泻。

2. 局部症状　本病常伴有膀胱炎，故常有尿频、尿急、尿痛等下尿路感染症状。上输尿管点（腹直肌外缘平脐处）、中输尿管点（髂间线和耻骨结节的垂直线交叉点）、膀胱区、肋腰点、肋脊角压痛，肾区叩击痛。

3. 尿液变化　尿液外观浑浊，可见脓尿或血尿、白细胞管型。

（二）慢性肾盂肾炎　临床表现多不典型，常复杂多样，重者急性发病时临床表现为典型急性。肾盂肾炎，轻者仅有肾、尿路症状，甚至只有尿液异常，而无全身症状。常见的有下列各型。

1. 复发型　常多次急性发作，发病时可有全身感染症状，尿路局部表现及尿液变化等，类似急性肾盂肾炎。

2. 低热型　长期低热、乏力、腰酸、食欲不振、消瘦等。

3. 血尿型　血尿为主，镜下甚至肉眼血尿，伴发作时腰酸、腰痛和尿路刺激征。

4. 隐匿型　无任何症状，仅尿液变化，尿菌阳性，又称无症状性菌尿。

5. 高血压型　在病程中出现高血压，偶尔发展为急进型高血压，常伴贫血，但无明显水肿、蛋白尿等。

（三）重型肾盂肾炎并发症

1. 肾周脓肿　患者高热等全身症状加重且持续不缓解，数周后剧烈腰痛，向健侧弯腰时加剧，可有患侧腰背部隆起，甚至皮肤红肿，灼热感。肾区叩击痛，腰大肌征阳性。

2. 肾乳头坏死　治疗过程中肾盂肾炎症状加重，高热、剧烈腰痛和血尿，坏死组织从尿中排出，病情重者可同时并发革兰阴性菌败血症和（或）急性肾衰竭。

【辅助检查】

（一）尿常规　急性。肾盂肾炎见白细胞、白细胞管型，还可能见血尿、蛋白尿，但尿蛋白一般不超过 2.0g / d，多为小分子蛋白。慢性肾盂肾炎尿相对密度（比重）降低，晨尿 pH 增高。

（二）尿细菌检查

1. 显微镜检查　未经沉淀清洁中段尿 1 滴，涂片做革兰染色，用油镜找细菌，如平均每个视野≥1 个细胞，即为有意义的菌尿。

2. 尿细菌定量培养　清洁中段尿细菌定量≥10^5 / ml 有诊断意义，但球菌≥10^3 / ml 已有意义。

（三）尿细胞计数多用 1 h 尿细胞计数法，白细胞>30 万 / h 为阳性，本法多用于慢性期。

（四）血常规急性肾盂肾炎见中性粒细胞升高，慢性肾盂肾炎可有红细胞及血红蛋白轻度降低。

（五）肾功能检查　肾小管功能检查，如出现低尿相对密度（比重），高尿 pH，尿 pH 微球蛋白阳性等异常为慢性-肾盂肾炎。

（六）X 线检查　了解慢性肾盂肾炎患者，尤其男性患者有否梗阻、畸形；了解双肾有无肾盂。肾盏变形、缩窄，两肾大小是否正常等。

【诊断】

（一）急性肾盂肾炎　全身感染症状明显，体温>380℃，有明显肾区疼痛和叩击痛，血、尿白细胞增多，尿中有白细胞管型，清洁中段尿细菌定量≥10_5／ml，多可确诊为急性肾盂肾炎。对有寒战、高热，血白细胞显著增高、核左移等严重的全身感染中毒症状，甚至出现低血压，疑为革兰阴性菌败血症者，应考虑为重型急性肾盂肾炎。

（二）慢性肾盂肾炎急性肾盂肾炎病情迁延不愈，病程超过半年伴下列之一可确诊：①肾盂静脉造影上见到病侧肾盂肾盏变形、缩窄；②病侧肾外形凹凸不平，双肾大小不等（病肾缩小）；③肾小管功能持续性损害。

【治疗】

1. 一般处理

1）休息：尿路刺激症状明显，发热、血尿、腰痛者，应卧床休息。体温恢复正常，症状明显减轻后即可起床活动，一般休息 7～10d，症状完全消失可恢复工作。

2）饮食和饮水：全身症状明显者给以流食或半流食，无明显全身症状者给以普通饮食；每日多饮水，使每日尿量在 2000ml 左右。高热、消化道症状明显者宜静脉补液。

3）对症治疗：对高热、头痛及腰痛者给予复方阿司匹林 2 片，每日 3 次，口服；或肠溶阿司匹林 0.3~0.6 g，每日 3 次，口服；或 654-2 10mg，每日 3 次，口服；或碳酸氢钠 2～3g，每日 4 次，口服。

2. 抗菌药物治疗　对急性肾盂肾炎要用药至症状消失、实验室检查正常、尿培养阴性后，再给药 1～2 周，总疗程不少于 4 周。在使用抗菌药物之前，应先做膀胱穿刺尿常规、尿细菌定量培养及药物敏感试验，并同时做尿沉渣找细菌，尽早确定菌种，以助于选择抗菌药物。

1)轻型急性肾盂肾炎：可选用复方磺胺甲唑 2 片(每片含 SMZ 0.4g，TMP0.08 g)，每日 2 次，或氧氟沙星 0.2 g，每日 3 次，口服，疗程为 14d。一般用药 48～72h 可显效，如有效则不需要按药物敏感试验结果换药，因体内药物敏感试验最准确；如用药 72 h 仍未显效，应按药物敏感试验结果更换抗菌药物。

2）重型肾盂肾炎：患者多为复杂性肾盂肾炎，致病菌常为耐药革兰阴性杆菌，在未获得致病菌药物敏感试验结果之前，宜选择下列抗菌药物联合应用治疗，通常应用一种氨基糖苷类抗生素，再加一种半合成的广谱青霉素或第 3 代头孢菌素。

（1）半合成的广谱青霉素：疑及革兰阴性杆菌感染又不能排除革兰阳性球菌感染时，可选用氨苄西林 30mg / kg，每 6 h 静脉滴注 1 次。对铜绿假单胞菌感染，首选药物为哌拉西林 40mg / kg，或苯咪唑西林或硫唑西林 50mg / kg，每 6h 静脉滴注 1 次。

（2）氨基糖苷类抗生素：庆大霉素 8 万～16 万 U，每 8h1 次，或静脉滴注；阿米卡星 0.4 g，每 12 h 1 次，或静脉滴注；妥布霉素 40～60mg，每 12 h1 次，静脉滴注。也可用西梭米星和大观霉素等。肾功能不全者慎用或禁用。

（3）第 3 代头孢菌素：头孢曲松每次 2g，每 12h1 次，静脉滴注；或头孢哌酮每次 2g，每 8h1 次，静脉滴注。

(4) β-内酰胺类抗生素：亚胺培南 / 西司他丁（泰能）每日 1～2g，重症 3～

4g，分 2～3 次静脉滴注；噻吩酰胺菌素（氨曲南）每次 2g，每 8h1 次静脉滴注。

（5）氟喹诺酮类：诺氟沙星 0.2～0.4g，每日 3～4 次，口服；培氟沙星 0.2～0.4 g，每日 2 次，口服；氧氟沙星 0.1～0.3 g，每日 2～4 次，口服；环丙沙星 0.2~0.5 g，每日 2 次，口服。对孕妇、哺乳妇及小儿慎用或禁用。

3）妊娠期肾盂肾炎：应立即积极治疗，避免导致流产、早产及败血症。宜选用毒性较小的抗菌药物，如呋喃妥因、阿莫西林或头孢菌素类等。一般开始用静脉给药，青霉素及头孢菌素在整个妊娠期是安全的，为首选。慎用复方磺胺甲唑、喹诺酮类、氨基糖苷类抗生素，不宜用四环素类及氯霉素。

（1）替卡西林每日 4～8g，或哌拉西林每日 2～4g，静脉滴注。症状减轻后，改用阿莫西林或匹氨西林 0.5～1.0g，每日 3～4 次，口服。

（2）头孢唑啉或头孢孟多或头孢哌酮每日 2～4g，静脉滴注，尿菌转阴及症状消失后改为肌肉注射，或改服头孢氨苄 0.5～1.0g，每日 2 次。

（3）庆大霉素每日 160～240mg(16 万～24 万 U)，或阿米卡星每日 0.8～1.0g，静脉滴注，菌尿转阴及症状消失后减量肌肉注射，1 周后改用其他抗菌药。

以上三类药物按病情选用一类，总疗程 20 d。如 48～72 h 疗效不著则按细菌药物敏感试验结果选用。

4）复发性肾盂肾炎：常见于复杂性肾盂肾炎，要积极寻找原因，有针对性地采取治疗。

（1）是否有尿路结构和功能异常、尿路不畅（如结石）、妊娠、医源性感染、新近尿道插管、糖尿病、免疫抑制状态、多囊肾、肾周脓肿等。

（2）耐药菌株感染。治疗 72 h 尿菌未消失、症状未改善者，应按药物敏感试验结果更换药物。

（3）抗菌药物选择不当。

（4）肾内抗菌药物浓度不足。

(5)L 型细菌感染。可选用抑制蛋白质合成的抗生素，如红霉素、氯霉素或庆大霉素等，同时多饮水，降低肾髓质渗透浓度，抑制 L 型细菌的形成。

（6）细菌或真菌感染谱较广，造成尿培养和药敏试验困难。

（7）延长抗菌药物应用时间。疗程不短于 6 周，如 6 周疗法失败，可采用长程低剂量抑菌疗法，宜选用毒性低、肾内浓度高的抗生素，剂量为每日口服量的 1 / 3～1 / 2（如复方磺胺甲唑 2g，或氧氟沙星 0.1 g)，在每晚睡前排尿后 1 次顿服，如患者能耐受，疗程可达 1 年或更长时间。每 4～6 个月做尿培养 1 次。

第五章　神经系统疾病

第一节　短暂性脑缺血发作

短暂性脑缺血发作是指伴有局灶症状的短暂的脑血液循环障碍，以反复发作的短暂性失语、瘫痪或感觉障碍为特点，症状和体征在24小时内消失。一过性脑缺血发作，是指颈内动脉或椎一基底动脉缺血导致的相应区域一过性局灶性脑或视网膜功能障碍，每次发作持续数分钟，通常在30min内完全恢复，但常有反复发作。超过2h长一流轻微神经功能缺损表现或影像学显示脑组织缺血征象。传统的TIA定义时限为24h内恢复。

【病因】

尚不完全清楚。微栓子可能是TIA的重要原因，TIA发作多是在脑动脉粥样硬化的基础上，栓子来源多为颅外动脉（主动脉弓或颈内外动脉分叉处）粥样硬化斑脱落，形成微栓子随血流移向小动脉，引起神经功能缺失症状，栓子在24 h内被纤溶系统溶解而使症状恢复，可反复发作。血流动力学变化、血管痉挛或受压、血液成分变化、心脏病、血液病、颈椎病等与TIA发生有关。

【临床表现】

好发于50以上患者，起病突然，常无预兆，多在清醒时发作。历时短暂，反复发作，症状刻板性再现，恢复后通常不遗神经功能缺损症状。受累血管不同，其神经缺失表现也不同。

（一）颈内动脉系统TIA　①瘫痪：病灶对侧单瘫或轻偏瘫；②感觉障碍：病灶对侧单肢体或偏身麻木感；③失语：多呈运动性不全失语或感觉性失语；

④病灶侧短暂性单眼失明；⑤精神障碍：可有定向力丧失、思维停顿及情绪紊乱。

（二）椎-基动脉系统TIA ①眩晕发作：可有恶心、呕吐及眼球震颤，不伴有耳鸣；②晕厥发作及猝倒发作；③吞咽障碍、构音障碍；④共济失调；⑤复视，偏盲或视幻觉；⑥记忆障碍，多为短暂性遗忘；⑦交叉性瘫痪。

TIA患者1/3在5年内发展为脑梗死，1/3反复发作持续多年，1/3自行停止。

【辅助检查】

1.电子计算机X线体层摄影（CT）和磁共振成像（MRI） 绝大多数的TIA患者CT与MRI扫 1、头部CT：行头部CT检查的主要目的是明确颅内可能引起TIA样表现的其他结构性病变的性质，如肿瘤、慢性硬膜下血肿、巨动脉瘤、血管畸形、脑内小的出血灶等。

2、头部MRI及新的磁共振技术头部MRI在发现脑内缺血性病变的灵敏性方面比头部CT明显高，特别是在发现脑干缺血性病变时更佳

3、头部SPECT及PET检查：SPECT是用影像重建的基本原理，利用放射性示踪剂的生物过程，放射性示踪剂注入血液循环后，按脑血流和脑代谢情况进行分布,并以CT技术进行断层显影和重建,而达到了解脑血流和脑代谢之目的。SPECT在TIA中发现脑血流量减低区的时相上较头部CT及MRI发现得早。PET是利用CT技术和弥散性放射性核素测定局部脑血流量和局部脑代谢率的方法。PET是当前研究脑功能、缺血性脑血管病的病理生理和治疗中脑血流和脑代谢监视的最有效的工具。

4、脑血管的影像学检查包括有创伤的脑血管造影及无创伤性的脑血管造

影。（1）动脉血管造影为脑血管造影技术中的金标准。目前常用的技术为经股动脉穿刺血管造影。TIA 患者的脑血管造影，主要表现为较大的动脉血管壁（颈内动脉及颅内大动脉）及管腔内有动脉粥样硬化性损害，如溃疡性斑块、管腔狭窄、完全性闭塞。动脉造影的阳性率为 40%～87%，以颈动脉颅外段及椎动脉为主。

（2）无创伤性的脑血管检查包括核磁共振血管造影（MRA）、螺旋 CT、数字减影脑血管造影（DSA）。上述检查方法与动脉血管造影相比，显然无论从灵敏度还是特异度来说均较后者差。但其非创伤性、可重复性和简单易行的优势也是很明显的，而且当与多普勒技术联合运用时，则可大大提高脑血管检查的可靠性。

5、非侵入性脑血管检查包括经颅多普勒超声（TCD）检查及颈动脉双功能多普勒超声检查，经食管多普勒超声检查。

6、实验室检查包括血液学方面的检查、血生化方面的检查及特殊检查（如免疫学的检查）。

7、其他检查如颈椎片可以发现颈椎对椎动脉的影响。

【诊断】

根据该病发病的突发性、反复性、短暂性和刻板性的特点，其神经功能缺损症状可以用某一血管综合征解释，一般诊断不难。但需与以下一些疾病鉴别：

1. 癫痫　发作每次发作时间短，以抽搐为主要表现，亦可为感觉性发作。脑电图检查可发现局部脑波异常。

2. 偏头痛　常有家族史，多见于青春期。反复发作性偏侧头痛，常两侧交替出现，往往有视觉先兆，头痛多较严重。神经功能障碍完全恢复多超过 24 h。

间歇期血管造影正常。

3.晕厥　发作多在直立位置时发生，发作时面色苍白，冷汗，意识丧失，脉搏细弱，血压下降，平卧后症状迅速恢复。

4.眩晕　发作眩晕时伴有恶心、呕吐、眼球震颤和站立不稳等症状。周围性眩晕多伴有耳鸣，前庭功能检查异常。中枢性眩晕持续时间较长，多为数日到数周，若详细收集病史可找到产生眩晕发作的各种原因。

【治疗】

短暂性脑缺血发作约有1/2～3/4患者在3年内发展为脑梗死，经过治疗可使短暂性脑缺血发作终止发作，或发作减少者占79.6%，不治疗自动停止发作者仅占20.38%。因此，对短暂性脑缺血发作应当进行积极治疗，降低血液黏稠度，调整血液的高凝状态，控制和维持血压在正常范围内，终止和减少短暂性脑缺血发作，预防或推迟脑梗死的发生。

1、抗血小板聚集治疗　主要是抑制血小板聚集和释放，使之不能形成微小血栓。此类药物安全简便，易被患者接受。常用肠溶阿司匹林，50～100毫克，每日1次；潘生丁50～100毫克，1日3次。

2、扩溶治疗　低分子葡萄糖酐及706羧甲淀粉具有扩溶、改善微循环和降低血液粘度的作用，常用低分子葡萄糖酐或706羧甲淀粉500毫升静滴，每日1次，14天为1疗程。

3、抗凝治疗　若患者发作频繁，用其他药物疗效不佳，又无出血疾患禁忌者，可抗凝治疗。常用药物肝素、双香豆素等。如肝素可用超小剂量1500～2000μ加5%～10%葡萄糖500毫升静滴，每日1次，7～10天为1疗程。必要时可重复应用，疗程间隔时间为1周，但在应用期间，要注意出血并发症。

藻酸双脂钠是一种新型类肝素类药物，能使纤维蛋白原和因子Ⅷ相关抗原降低，使凝血酶原时间延长，有抗凝，溶栓，降脂降粘的作用。可口服或滴服，口服 50～100 毫克，1 日 3 次；静滴 2～4 毫克加 10%葡萄糖 500 毫升，20～30 滴 / 分，10 天为 1 疗程，可连用 2～3 个疗程。

4、扩血管治疗　可选用培他定、桂利嗪、氟桂利嗪、喜得镇、卡兰片等。常用剂量：培他定 10 毫克，每日 3 次；桂利嗪 25 毫克，每日 3 次；氟桂利嗪 6 毫克，每日两次；喜得镇 3 毫克，每日 3 次；卡兰片 5 毫克，1 日 3 次，口服。

5、活血化瘀中药　丹参、川芎、桃仁、红花等，有活血化瘀，改善微循环，降低血液粘度的作用，对治疗短暂性脑缺血发作有一定作用，可选用。

脑血管造影或多普勒证实有颅内动脉狭窄者，药物治疗无效时，可考虑手术治疗。

第二节　脑梗死

脑血栓形成

脑血栓形成是由于颅内动脉本身病变形成的血栓、管腔内狭窄和凝血，引起某脑动脉供血区内脑组织缺血和梗死性坏死而产生相应临床症状和体征。占全部脑卒中患者的 70%～90%。

【病因】

（一）常见病因　动脉粥样硬化、高血压、高脂血症、糖尿病等。主要由于动脉内膜损伤或溃疡形成后，胆固醇沉积于内膜下层，引起血管壁脂肪透明变性，进一步纤维增生，动脉变硬迂曲，管壁厚薄不均，血小板及纤维素等有形成分黏附聚集，形成血栓，血栓渐渐扩大，最终使动脉完全闭塞。

（二）少见病因　各种原因所致的脑动脉炎、结缔组织疾病、先天性脑血管畸形、真性红细胞增多症、高凝状态、药物性血管病、高纤维蛋白血症、高黏血症等。常发生于血流缓慢、血压下降或易凝血情况下。

【临床表现】

（一）一般特点

1.60 岁以上老年人多见，有脑动脉粥样硬化史或有短暂脑缺血发作史，多伴有高血压、冠心病或糖尿病。

2.大多在安静状态下较急起病，在 1～3 d 内病情达到高峰。

3.患者意识多清楚，生命体征一般无明显变化。多无头痛、呕吐、二便失禁。

4.眼底有动脉硬化改变，无脑膜刺激征。

（二）脑局灶性损害症状和体征

1.颈内动脉系统闭塞有明确的偏瘫、失语者。

1）颈内动脉闭塞：颈内动脉本身闭塞 I} 缶床多分为三型：

（1）急性卒中型：约占 30%。突然偏瘫、昏迷、失语。

（2）反复发作型：约占 45%。反复发作，最后呈完全性卒中。

（3）慢性进行型：约占 25%。产生痴呆及高颅压征象。

根据以下几点可定位于颈内动脉闭塞：

（1）偏瘫对侧颈内动脉搏动减弱或消失。

（2）偏瘫对侧颈部或眼眶部可闻及血管杂音。

（3）偏瘫对侧眼失明或一过性黑蒙。

（4）偏瘫对侧眼 Hortier 征。

（5）偏瘫对侧脑电图慢波、α 波减少。

（6）压迫偏瘫对侧颈内动脉易致晕厥。

（7）偏瘫对侧视网膜动脉压下降，颞浅动脉额支扩张及搏动增强。

（8）偏瘫对侧眼眶上部皮温降低，或静脉注射 100g / L（10%）的葡萄糖酸钙 10 ml，偏瘫对侧头部无温热感。

（9）颈内动脉造影证实。

2）大脑中动脉闭塞：大脑中动脉是颈内动脉的直接延续，因此发病率较高。

（1）主干闭塞：起病较急、病变较重，可有意识障碍。三偏征、偏瘫较重。两眼凝视病灶侧，右侧半球病变可有完全性失语和失用症。

（2）中央支（深支）闭塞：偏瘫上下肢均等，感觉障碍轻微，主侧半球病变可有失语症。

（3）皮质支闭塞：偏瘫肢体程度不等，头面部、上肢重于下肢，伴有感觉障碍。主侧半球可表现运动性失语。亦可有体像障碍、地理障碍、失语症等。

3）大脑前动脉闭塞：偏瘫的下肢重于上肢；患者出现精神症状，如迟钝、淡漠或欣快、夸大、精神错乱等；表现强握反射和摸索动作及二便障碍。

2. 椎-基底动脉系统闭塞

1）大脑后动脉闭塞

（1）皮质支闭塞：出现对侧同向性偏盲伴有黄斑回避现象，可有记忆障碍、命名性失语、视觉否认、皮质失明。主侧半球病变有失读，非主侧半球病变可有体像障碍。

（2）中央支（深支）闭塞：出现对侧偏身感觉障碍、感觉异常、感觉过度、丘脑性疼痛及锥体外系症状（舞蹈、手足徐动、震颤）。上述又称丘脑综合征。

2）椎基底动脉缺血或闭塞

（1）眩晕：最常见，可合并恶心、呕吐。

（2）眼球震颤。

（3）耳鸣或突发神经性耳聋。

（4）颅神经麻痹：以Ⅸ、Ⅹ损害致吞咽障碍、构音障碍多见。

（5）交叉性运动障碍或感觉障碍。

（6）双眼凝视偏瘫侧。

（7）感觉性或运动性共济失调。

（8）猝倒发作，或无动性缄默症，或闭锁综合征。

（9）基底动脉主干闭塞引起四肢瘫、延髓麻痹、昏迷，常迅速死亡。

3）小脑后下动脉闭塞：此是唯一基底动脉的重要分支，闭塞后产生特殊症状，称 Wallenberg 综合征。

（1）病变侧小脑性共济失调。

（2）眩晕、眼球震颤、恶心、呕吐。

（3）病变侧软腭、声带麻痹、吞咽困难、构音障碍。

（4）病变侧眼 Homer 征。

（5）交叉性感觉障碍：病侧面部和对侧偏身感觉障碍。

（三）临床类型

1.按发病形式和病理特点分型

1）急性型：起病在 6h 内病情即达到高峰。病情一般较重，可有昏迷，又称完全性卒中。

2）亚急性型：病情在起病 6h 至数日内达到高峰，一般在 3 d 之内，不超过 2 周，又称进展性卒中。

3）慢性进展型：此型在起病 2 周后症状仍逐渐进展。需同颅内肿瘤及硬膜下血肿鉴别。

4）可逆性神经功能缺损（RIND）：神经症状一般在 24~72 h 才开始恢复，病程在 3 周以内，不遗有神经功能缺损。

2.按梗死范围和血管闭塞部位分型

1）大面积梗死型：多由较大动脉闭塞引起广泛性梗死，常有明显脑水肿、颅内压增高，也可发生出血性梗死。病情较重，需同脑出血鉴别。

2）脑隙梗死型：多系深穿支动脉闭塞所致小灶性梗死，症状较轻，预后较好。

3）分水岭梗死型：多由大脑前、中、后动脉皮质支远端闭塞所致，在联合区处发生缺血性坏死。梗死范围介于前两型之间。

【辅助检查】

（一）CT 和 MRI　CT 扫描在 24～48 h 以后可见低密度梗死区。MRI 扫描在发病短时间内出现 T_1 和 T_2 长信号。信号强度变化可区分梗死和水肿。

（二）脑血管造影　脑血管造影（包括 DSA）可显示血栓形成部位、程度和侧支循环情况。

（三）头部 X 线平片　有时可发现颈内动脉钙化影。

（四）超声检查　多普勒超声能显示血管闭塞情况和血流方向变化。A 型超声在大块梗死 2～3 d 后见有中线移位变化。

（五）脑脊液检查　多数正常。大面积梗死者压力增高，并发生出血性梗死，发病 24 h 后可见有红细胞。

（六）血液流变学检查 可发现全血黏度增高及血小板聚集性增加。

（七）单光子发射体层显影（SPECT）和正电子发射计算机体层扫描（PET） SPECT 可显示局部脑血流量（γCBF）减少区，其变化早于 CT。γCBF 数值降低程度有助于判断颈后。PET、在出现脑结构性损害之前可显示病理性异常，有助于及早防治；在血管闭塞后梗死区血流量减少，氧解离分数和氧代谢率降低，周围区出现过度灌流现象。

【诊断】

1. 中老年人，多在安静状态下发病。

2. 明确的动脉粥样硬化症、糖尿病、高脂血症以及短暂性脑缺血发作等病史。

3. 病后意识多清楚，较少有头痛及呕吐。

4. 明显的可用某一血管综合征解释的局限性神经体征，且持续 24h 以上，眼底及颅外颈动脉硬化明显。

5. CT 或 MRI 检查可明确诊断。

6. 鉴别诊断的重点应排除蛛网膜下腔出血、脑出血、脑肿瘤、颅内感染等疾病。

【治疗】

（一）急性期治疗

1. 治疗原则

1）早期治疗，早期预防：急性脑梗死患者发病后的治疗应尽早开始，最好在 6 h 内进行，发病 6h 后的患者也应积极治疗。一旦脑卒中的危险因素确定应尽早开始预防性治疗。

2）联合治疗：采用多种有效的治疗方法阻断脑梗死后的病理生理过程，治疗方法的选择应依据循证医学的结论。

3）个体化治疗：依据每个患者的实际情况，选择具体的治疗。

4）康复：应遵循早期、系统化、个体化、家庭化或社区化原则，制订康复计划和选择康复措施。

2. 一般治疗

1）卧床休息，加强皮肤、口腔、呼吸道及尿道护理，防治各种并发症。起病 48 h 后不能进食者应鼻饲。

2）呼吸功能维持及呼吸并发症的预防

(1) $PaCO_2$ 3.3～4.7 kPa(25～35 mmHg)，SaO_2>90％。

（2）呼吸道感染的防治。

（3）肺栓塞的防治。

（4）深静脉血栓的预防：低剂量肝素每日 5000~10000U，皮下注射。低分子量肝素（速避凝）4000U，每日 1～2 次，皮下注射。

（5）必要时氧气吸入与气管切开，给予人工辅助呼吸。

3）心血管问题的处理

（1）心律失常（心房纤颤、致死性心律失常）的防治，必要时应行心电监护，给予钙通道阻滞剂或（和）β 受体阻滞剂治疗。

（2）心房高压的防治：心房高压可原发性高血压或继发于脑卒中，影响心脏功能者，应给予合适的处理。

（3）血压的控制：应依据病前是否存在高血压、病后血压升高的水平和 γ CBF 测定结果确定血压控制水平，如果血压高于 26.7 / 16.0 kPa(200 / 120 mmHg)，宜给予降血压药物治疗，宜选用肾上腺素α、β受体阻滞剂，如拉贝洛尔、乌拉地尔；血管紧张素转换酶抑制剂，如卡托普利；突触前肾上腺素α_2受体激动剂，如可乐定，亦可酌情选用利舍平（利血平）、硝普钠和硫酸镁等。

4）颅内高压与脑水肿的处理：有临床脑水肿和颅内高压征象者应给予下列处理：

（1）保持头高脚低位20°～30°。

（2）甘露醇：首剂30min内50g，以后每次25～50g，每6~8h1次，静脉滴注。亦可与100g／L（10%）的白蛋白或（和）利尿剂使用，监测血浆渗透压和颅内压变化是必要的。

5）调整血糖水平：过高和过低血糖水平均会加重脑损害，故血糖水平宜控制在6~9 mmol/L水平。

6）水电解质平衡的处理：每日宜给予半糖盐水[含4.5 g／L(0.45%)的氯化钠和50g／L（5%）的葡萄糖]1 500～2000ml，有发热、腹泻、呕吐或消化道出血者，应适当增加补液量。有抗利尿激素分泌异常综合征者，应补充钠盐，适当限水，必要时应给予氟氢化可的松或呋喃丙氨酸。

7）其他处理：包括预防和处理褥疮、肺部感染和尿路感染等，如果有抑郁和焦虑症状或睡眠障碍者也应给予相应的药物治疗，以免影响疾病的预后。

3.特殊治疗

1）溶栓治疗：目的在于溶解血栓栓塞病变，迅速恢复血流，建立病灶区的再循环。可供选择的药物有尿激酶（UK)、组织型纤维蛋白溶酶原激活剂（t-PA）或重组织型纤维蛋白溶酶原激活剂（rt-PA)。治疗窗前者为6 h，后者为3 h。溶栓治疗尚在临床试验之中，除rt-PA外，确切疗效有待进一步评价，不推荐临床常规应用。

2）抗栓治疗

（1）抗凝治疗：目的在于防止血栓的扩延和新的血栓形成。可供选择的药物有肝素、低分子肝素和藻酸双酯钠。有心律失常和心室运动障碍的脑梗死患者、进展性脑卒中和有颈动脉狭窄或闭塞的患者可选用，确切疗效有待进一步证实，目前仍不推荐常规临床应用。

（2）抗血小板聚集治疗：阿司匹林每日 150～300mg 治疗急性脑梗死有肯定疗效，推荐使用。

3）降纤治疗：通过降解血浆中的纤维蛋白原，增强纤溶系统活性，抑制血栓形成，达到溶解血栓的作用。可供选择的药物有降纤酶、巴曲酶、安克洛酶等。确切疗效尚在临床评价之中。

4）清除自由基

（1）维生素 E50～100mg，每日 3 次，口服。维生素 E 烟酸酯胶囊比单方维生素 E 更好。

(2)200g / L（20%）的甘露醇 250ml 静脉滴注，每日 1～2 次。

（3）倍他米松 0.5mg，每日 2 次，口服。

（4）辅酶 Q_{10}10mg，每日 3 次，口服。

（5）其他有肾上腺糖皮质激素、维生素 C、别嘌醇等。

5）改善微循环，增加脑血流量

（1）低分子葡萄糖酐 500ml，每日 1 次，静脉滴注，14d 为 1 疗程。

（2）曲克芦丁 0.2～0.4g，每日 3 次，口服；或 0.2 g 肌肉注射，每日 2 次；或 0.4g. 加入 50g / L（5%）的葡萄糖 500ml 内静脉滴注，每日 1 次，20 d

为 1 疗程。

6）扩血管治疗

（1）罂粟碱 30～60 mg，每日 3 次，口服；或 30～60 mg 加入 50 g / L（5%）的葡萄糖液 50 ml，静脉滴注，每日 1 次，7~10 d 为 1 疗程。

（2）烟酸 0.1 g，每日 3 次，口服；或 0.1 g 加入 50 g / L（5%）的葡萄糖液 500ml 静脉滴注，每日 1 次，7～10d 为 1 疗程。

（3）血管舒缓素 10U，每日 3 次，口服；或 10～20U 肌肉注射，每日 1～2 次。

（4）环扁桃酯 100～200mg，每日 3 次，口服。

(5)50g / L（5%）的碳酸氢钠 200 ml 静脉滴注，每日 1 次，7～10 d 为 1 疗程。血管扩张剂适用于症状轻微、梗死灶小，或起病缓慢的病例。亦适用于起病之初 3 d 内或 3 周后即血管自动调节反应正常时。目前认为，血管扩张剂疗效不肯定，有可能产生脑内盗血现象，引起颅内压增高，扩大出血性梗死灶，降低全身血压，减少脑循环血量，多数学者反对急性期使用。

7）血液稀释疗法：适应证为急性脑梗死发病不超过 48h，完全性中风；无心衰体征，无心肌梗死及心绞痛；无严重高血压、无肾功能衰竭及昏迷；未用抗凝治疗，无颅内压力增高者。

（1）高容量稀释法：通过输液使血容量增加。常用低分子葡萄糖酐 1000ml 和其他液体 1000ml 以普通速度静脉滴注，每日 1 次，持续 7～14d。亦可静脉切开每日放血 300ml，直到红细胞比容达 30%～36%时结束。

（2）等容量稀释法：静脉放血量与输入量相等。静脉切开每日放血 300 ml，同时输入等量的低分子葡萄糖酐，直到红细胞比容达 30%~36%时疗程结束。

（3）低容量稀释法：放血量大于输液量多适用于高血压、心衰和肺水肿病例。静脉切开每日放血 300～500 ml，同时输入低分子葡萄糖酐量少于放血量。亦可用白蛋白、血浆、100g / L（10%）的羟乙基淀粉替代低分子葡萄糖酐，直到红细胞比容达 30%～32%时为止。

8）脑细胞恢复剂

（1）三磷酸腺苷（ATP）40 mg 肌肉注射，每日 1 次；或静脉滴注。

（2）辅酶 A100U 肌肉注射，每日 1 次；或静脉滴注。

（3）胞磷胆碱 0.5g 肌肉注射，每日 1 次；或静脉滴注。

（4）吡拉西坦（吡拉西坦）0.4g，每日 3 次口服。

（5）吡硫醇（吡硫醇）0.1 g，每日 3 次口服。

（6）维生素 B 族和维生素 C。

（7）都可喜 1 片，每日 2 次，口服。

（8）脑活素 10ml 加入生理盐水 500ml 静点，每日 1 次，10~15 d 为 1 疗程。

（9）胎脑注射液 10ml 加入 50g/L（5%）的葡萄糖溶液或生理盐水中静脉滴注，1 月为 1 疗程。

9）钙通道阻滞剂

（1）尼莫地平 40mg，每日 3 次，口服。

（2）硝苯地平 10mg，每日 3 次，口服。

（3）氟哌利嗪（氟桂利嗪）5mg，每日 1 次，口服。

10）康复治疗：有肯定疗效，推荐使用。

11）外科治疗：可酌情选用血栓内膜切除术、颅内外动脉吻合术或架桥术等多种方法，应依据患者情况和医院条件确定。

（二）恢复期治疗

1. 尽早给予瘫痪肢体被动运动及按摩，防止关节挛缩畸形及足下垂。

2. 理疗、功能训练可促进神经功能恢复。

3. 促进神经细胞代谢药物如都可喜、吡拉西坦、脑活素、胞磷胆碱和维生素类。

（三）预防性治疗脑梗死一旦确认，应当积极寻找脑卒中的危险因素，例如高血压、心脏病、高脂血症、吸烟和糖尿病等，调整这些危险因素对预防脑梗死或短暂性脑缺血发作（TIA）是很重要的。阿司匹林每日75～300mg，每日1次，晚餐后服用；或噻氯匹定250mg，每日2次，口服，对预防复发有效；华法林对心房纤颤患者的中风预防有益。

脑栓塞

脑栓塞系指栓子经血液循环流入脑动脉，血流阻断产生相应区域脑功能障碍。栓子进入脑循环后，一方面因阻塞血流导致脑动脉供血区发生脑梗死，另一方面因栓子刺激致脑血管痉挛而出现相应神经功能障碍。

【病因】

（一）心源性栓子本病绝大多数为心源性，占全部栓塞病例的60%～80%，尤其伴有心房纤颤时易使附壁血栓脱落。

（二）非心源性栓塞

1. 主动脉弓及较大动脉粥样硬化斑块和附着物脱落。

2. 长骨骨折、长骨手术或脂肪组织严重挫伤后引起的脂肪栓塞。

3. 人工气胸、输卵管通气等引起的气体栓塞。

4. 其他如瘤栓、菌栓、寄生虫卵栓、异物性栓子等。

（三）来源未明栓子个别病例栓子来源不明。

【临床表现】

1. 病史，有心脏疾病史、手术史和创伤史。

2. 多在活动中或运动状态变化时突然发病，数秒钟内病情达到高峰。

3. 神经征象，病情轻重与栓子数量和栓塞血管部位有关，常见有偏瘫、失语、偏身感觉障碍、偏盲、部分有意识障碍、局灶性癫痫、交叉性瘫痪、眩晕和颅内压增高表现。定位体征参见脑血栓形成中有关内容。

4. 可有全身其他部位或脏器栓塞表现。

【辅助检查】

（一）CT 和 MRI　两者均可发现心脏内血栓形成，脑部梗死影像变化与脑血轮形式相同。合并出血性梗死者，CT 表现为梗死灶内有片状高密度影，多按血管分布；MR 表现为梗死灶内出现片状 T_1、T_2 高信号影，但其出血产生的信号变化较 CT 迟。

（二）脑脊液　可完全正常，亦可压力升高。出血性梗死灶者有红细胞增加，感染性栓塞者白细胞增加，脂肪性栓塞者可有脂肪球。

（三）脑血管造影（包括 DSA）　可在发病初的几日内有动脉影消失征；心脏 B 超能证实心房或心室内附壁血栓存在与否，能检查心脏形态学变化；脑部 A 超可在发病 2～3 d 后查中线移位情况。

（四）心电图　可反映心肌损害和心律失常情况。

【诊断】

1. 发病急骤，病情进展迅速，数分钟内达高峰。

2. 局灶性脑缺血症状、周围皮肤黏膜或（和）内脏栓塞症状。

3. 明显的原发疾病及栓子来源。

4. CT 或 MRI 检查可明确诊断。

【治疗】

（一）原发病治疗　对于根除栓子来源、防止栓塞复发很重要。如对心脏病进行手术治疗，对细菌性心内膜炎抗生素治疗，对减压病进行高压氧舱治疗等。血小板抑制剂对防止心血管附壁血栓形成有重要意义。

（二）急性期治疗

1. 针对栓子治疗

1）脂肪性栓塞可缓慢静脉注射 200g / L（20%）的去氧胆酸钠 5～10 ml，每 2 h 1 次；或肝素 10～50 mg，每 6～8 h 1 次；或 50g/L（5%）的碳酸氢钠 250 ml 静脉滴注，每日 1 次。

2）感染性栓塞应给予强有力抗生素防止发生脑内感染及扩散。

3）空气性栓塞采取头低位或高压氧舱治疗。

4）血栓性栓塞在没有出血倾向时进行抗凝或溶栓治疗，参见脑血栓形成中有关介绍。

上述情况多适用于发病最初几日内治疗。

2. 脑梗死治疗　参见脑血栓形成中有关内容。

3. 对症处理对心力衰竭、心律失常、高颅压、癫痫进行相应治疗。

（三）恢复期治疗　治疗原则同脑血栓形成。在此阶段内宜多应用脑代谢活化剂，如三磷酸腺苷、辅酶 A、细胞色素 C、胞磷胆碱、都可喜、吡硫醇（吡硫醇）等。

第三节　原发性脑出血

脑出血系指非外伤性原因引起的脑内血管破裂而导致的脑实质或脑室内出血。其发病率和死亡率很高，最常见出血部位是基底节区，依次是脑叶、脑桥、小脑。

【病因】

最常见病因为高血压性脑动脉硬化血管破裂。其他病因可有脑血管畸形、动脉瘤、各种出血性疾病或溶栓治疗后血管壁破裂出血。出血动脉主要是豆纹动脉、旁正中动脉和小脑齿状核动脉。

【临床表现】

（一）病史及诱因患者多有高血压或脑动脉硬化史，年龄多在 50 岁左右，寒冷季节发病率较高。发病多有明显诱因如情绪激动、精神紧张、饮酒过多、兴奋、剧烈运动或劳动、咳嗽、排便等。多起病突然，病情进展迅速，大多在几小时内达到高峰。

（二）主要症状　为头痛、呕吐、意识障碍、二便失禁、血压上升、呼吸深大鼾声、呕吐物可为咖啡色样，可有脑膜刺激征。

（三）神经定位征　因出血部位不同而体征各异。

1. 基底节附近出血　占脑出血的 70％～80％。

1）三偏症状：病灶对侧偏瘫及中枢性面舌瘫，病灶对侧视野同向性偏盲，病灶对侧各种感觉障碍。病初因脑休克阶段，瘫痪呈弛缓性，数日至数周后肌张力逐渐升高，转变为痉挛性瘫痪。

2）主侧半球出血者有失语，呈运动性失语、感觉性失语或混合性失语。

3）头及双眼向出血侧偏斜。

4）重症出现脑疝，病侧瞳孔L散大，生命指征变化，深昏迷，去大脑强直。

2.脑叶出血约占脑出血的10%，出血部位在大脑皮质下白质。

1）以颅内压增高症状为主要特点，意识障碍较轻，可出现部分性癫痫发作。

2）额叶出血可有单瘫或轻偏瘫，智力障碍，运动性失语（主侧半球）。

3）枕叶出血可有一过黑蒙或皮质盲，视觉失认。

4）颞叶出血可有对侧视野上象限盲，感觉性失语，精神异常。

5）顶叶出血可有对侧视野下象限盲，复合感觉障碍，失读（主侧）、失用。

3.脑桥出血　占脑出血的8%～10%。

1）轻症可表现面神经、展神经和肢体交叉性瘫痪，共济失调，核间性眼肌麻痹，双眼向瘫侧凝视。

2）重症表现为深昏迷，中枢性高热，针尖样瞳孔，四肢多为弛缓性瘫痪，少数呈去脑僵直。多数在1～2d内死亡。

4.小脑出血约占一侧半球的齿状核部位。

1）突然后枕区剧烈疼痛、眩晕、频繁呕吐。

2）轻症者同侧小脑共济失调，肌张力降低，腱反射减弱，眼震。可有病侧周围性面瘫，无明显肢体瘫痪。

3）重症者昏迷，眼球浮动，去脑强直及枕大孔疝征象。后者

表现有呼吸和血压紊乱，双瞳孔散大，脑膜刺激征。

5.脑室出血原发性少见，约占2%，多为继发性。前者表现有：

1）突然昏迷，脑膜刺激征阳性，双侧病理反射阳性，四肢弛缓性瘫痪。

2）生命指征不稳，阵发性强直性痉挛或去大脑强直。

3）自主神经功能及代谢紊乱：中枢性高热、心律失常、中枢性肺水肿、应激性溃疡、高血糖、低血钾、酸中毒、尿蛋白、BUN 升高等，面部充血、多汗。

【辅助检查】

（一）脑脊液压力增高，大多呈均匀血性。昏迷患者腰椎穿刺检查要慎重，以免诱发脑疝。

（二）头 CT 与 MRI　CT 在发病后立刻显示出血灶为境界清楚的高密度影像。继之，周围水肿为低密度影像。CT 能明确出血部位、血量、脑组织移位和脑室情况，对鉴别肿瘤和梗死有帮助。出血以后 3～8 周增强扫描有环状强化。MRI 出现典型影像变化多在发病 3 d 以后。T_1 加权像出现周高中低信号影。T_2 加权像为低信号影。1 周以后 T_2 加权像逐渐转变为周高中低信号影。

（三）脑血管造影（包括 DSA）　有明显的血管移位，出血灶位于大脑半球内出现无血管区，还可发现动脉瘤及畸形血管。

（四）脑电图　脑叶和底节区出血有局灶性慢波，如有严重脑水肿则出现双侧弥漫性异常脑电图。

（五）脑超声波　半球出血大都有中线波向健侧移位。

（六）心电图　出血刺激丘脑下部或颞叶内侧引起高大 T 波与假性酷似心肌梗死图形。

（七）血尿常规及生化急性期常有明显异常变化，白细胞数量增多、尿糖及尿蛋白阳性、血糖升高、血钾降低、血尿素氮升高、二氧化碳结合力降低。

【诊断】

1. 大多发生在 50 岁以上的高血压患者。

2.常在情绪激动或体力活动时发病。

3.具有典型的急性期全脑症状和局灶性神经体征，病情进展快。

4.脑脊液压力增高，多数为血性。

5.CT 或 MRI 检查可明确诊断。

【治疗】

（一）急性期　保持安静，尽量减少搬动，最好就地治疗，避免加重出血。

1.稳定血压　应根据病前是否有高血压、病后血压水平并结合发病年龄、颅内压监测水平及出血的病因等因素确定脑出血个体的最适血压控制水平。有高血压病者平均动脉压（MABP）宜低于 17.3kPa(130mmHg)。对颅内压监测显示有颅内压增高者，脑灌注压宜>9.3 kPa(70 mmHg)。术后 MABP 不宜>14.7 kPa(110mHg)，收缩压不宜低于 12.0kPa(90mmHg)。根据血压升高的程度，控制过高血压，选择抗高血压药物；对收缩压>30.7 kPa（230 mmHg）或舒张压>18.7 kPa(140 mmHg)者，宜用硝普钠，对血压在 24.0～30.7／14.0～18.7 kPa(180～230／105～140 mmHg）者宜用拉贝洛尔、依那普利等。对血压<24／14 kPa（180／105 mmHg）者，密切观察，不宜给予抗高血压治疗。

2.控制颅内压降低颅内压和控制脑水肿及防止脑疝形成是急性期处理的一个重要环节。快速静脉滴注 200 g／L（20%）的甘露醇 250ml，每 6~8h1 次；也可用 100g／L（10%）的甘油 500ml 静脉滴注，每日 1～2 次；或应用呋塞米 20~40 mg 加入 250 g／L（25%）的葡萄糖液 20—40ml 静脉注射，6～8 h 重复 1 次；亦可将地塞米松 10 mg 加入甘油或甘露醇中静脉滴注。

3.止血剂　一般认为，止血剂对脑出血治疗无效，可酌情选用 6-氨基己酸、氨甲苯酸、酚磺乙胺（酚磺乙胺）、卡巴克络（卡巴克洛）、云南白药、三七粉等。

4. 支持疗法

1）维持水、电解质、酸碱、维生素、能量代谢平衡。每日输液量以1500～2000ml为宜，糖和盐水比例要适当，每日补钾1～2g。若3～5d不能进食且无呕吐及胃出血者可鼻饲流质饮食。

2）保持呼吸、循环、肾脏功能正常，并适当给氧，定时观察尿量、血压、脉搏、呼吸、心肺情况。

5. 防治并发症及对症处理

1）消化道出血：西咪替丁静脉滴注有预防作用。止血剂、凝血酶和氢氧化铝凝胶、冰牛奶有治疗作用。宜停用激素，必要时输新鲜血。

2）中枢性高热：一般解热剂无效时可用冰袋或乙醇浴物理降温，使用吲哚美辛栓和安宫牛黄丸有一定效果。

3）中枢性肺水肿：洋地黄无效可用α肾上腺素阻滞剂，如妥拉苏林或酚妥拉明治疗。泡沫吸氧可减轻缺氧症状，禁忌吗啡。

4）合并感染：肺部和泌尿道易发生感染，应保持呼吸道通畅，随时清除口腔、喉部分泌物或呕吐物，定时侧卧叩背。有尿潴留和尿失禁者应留置导尿管，定时膀胱冲洗。出现感染，宜根据药敏情况确定抗生素种类。

5）预防褥疮：定时翻身，清洁和按摩皮肤，保持功能位，受压部位应用软垫，可防止褥疮发生。一旦发生褥疮宜根据程度给予相应处理。

6）头痛、躁动、呃逆、便秘应给予相应药物治疗。

6. 手术治疗　目的在于清除血肿，解除脑疝，挽救生命和争取神经功能恢复。凡一般情况好、生命指征尚稳定、心肾功能无明显障碍、年龄不过大，并符合下述一项条件者可手术治疗。

1）出血量大，有脑疝形成趋势者。出血量为脑叶>40ml，基底节区>30ml，小脑>15 ml时，目前多主张超早期手术。

2）内科治疗病情恶化，病侧瞳孔出现散大者。

3）脑脊液循环有梗阻，颅压进行性增高者。对重症脑出血在CT指引下局部钻孔注入尿激酶，实施碎吸术，脑室出血者可行脑室引流。

（二）恢复期　治疗目的主要是促进瘫痪肢体功能恢复。

1. 加强瘫侧肢体被动与主动运动锻炼。

2. 物理疗法。

3. 神经营养剂和脑细胞活化。

第四节　蛛网膜下腔出血

蛛网膜下腔出血（SAH）是一种由于动脉瘤、血管畸形、动脉硬化、脑外伤、出血性疾病等因素导致的颅内血管破裂，血液直接进入蛛网膜下腔而引起的以突然出现的剧烈头痛、呕吐、脑膜刺激征阳性为主要表现的急性脑血管病。临床上将蛛网膜下腔出血分为自发性和外伤性两大类，自发性蛛网膜下腔出血又分为原发性和继发性蛛网膜下腔出血。原发性蛛网膜下腔出血指脑表面或脑底部血管自发破裂，血液直接进入蛛网膜下腔而言。继发性蛛网膜下腔出血是指脑实质或脑室内血管破裂，血液穿破脑组织或经脑室流入蛛网膜下腔者。一般临床所指的蛛网膜下腔出血是原发性蛛网膜下腔出血，属本节讨论的内容。本病发病率为5~20/（10万），任何年龄均可发病，以30～60岁多见。其再发率为20%～40%，再发出血时间40%～75%发生在上次出血后2周之内，2年后很少再发。死亡率10%~20%，再发出血死亡率报告为45.5%~77.3%。

【病因】

本病最常见病因为颅内动脉瘤，位于各种病因之首，以青壮年发病最多。其次为高血压动脉硬化、动静脉血管畸形等，前者见于老年人，后者以青少年多见。少见原因有脑底异常血管网症、脑肿瘤、颅内感染、结缔组织病、血液病等。

【临床表现】

蛛网膜下腔出血的临床表现可由于出血原因、发病年龄、出血量及部位以及是否有并发症等不同而比较复杂。

（一）症状

1.发病特点　多在活动中突然起病，并常有情绪激动、过分用力等诱因。也可发生在睡眠中，部分患者既往有头痛发作史。

2.头痛　最常见及主要的症状，常为劈裂样剧痛，开始为单侧，很快蔓延及全头痛，常伴有颈背部疼痛。头痛可持续1～2周，50%老年人无明显头痛。

3.恶心、呕吐　头痛常伴有恶心与呕吐，多为喷射性。呕吐咖啡样液体者多预后不良。

4.意识障碍　约半数以上患者可出现一过性意识障碍。少数可出现谵妄、躁动、幻觉等精神症状。重者可突然昏迷，出现去大脑强直或脑疝形成。发病一周后意识障碍持续或加重，多提示有脑血管痉挛等合并症。

5.癫痫　部分患者可伴有全身或局限性癫痫发作。多数发生在出血后24h内，也可在出血后2年内发生。

（二）体征

1. 脑膜刺激征　为本病的基本体征。以颈项强直及凯尔尼格征常见。一般在发病数小时至1～2 d内出现，3～4周逐渐消失。老年人此征明显减少。

2. 眼底改变　常见一侧或双侧视盘水肿，视网膜出血或玻璃体下片状出血，为诊断SAH的重要依据。

3. 颅神经麻痹　以一侧动眼神经麻痹最常见，常提示该侧有后交通动脉瘤存在。其他可见面神经麻痹、听力障碍、视神经萎缩，三叉神经、展神经亦可受累.但较少见。

4一偏瘫　部分患者可有偏瘫、单瘫，也可伴有偏身感觉障碍、失语、同向偏盲等，与出血破入脑实质或合并脑血管痉挛导致脑梗死有关。

5. 自主神经功能障碍　由于出血激惹丘脑下部或由于血管痉挛引起丘脑下部缺血所致，常见暂时性血压升高、缓脉、多汗、腹胀、尿潴留或消化道出血，甚至出现脑心综合征。

（三）并发症

1. 脑内血肿及脑室出血　常在急性期出现，如意识障碍和瘫痪的出现或加重，急性颅压增高，去脑强直，提示有脑内血肿及脑室出血存在，依据其临床特点和脑CT表现可作出诊断。

2. 脑血管痉挛　发生率为40%～80%，多在出血后4～14 d出现，7 d左右为高峰。血管痉挛使脑组织缺血缺氧而发生脑梗死，并引起脑水肿、颅内压升高。表现为原有的症状加重或出现头痛、呕吐、意识障碍、肢体瘫痪，甚至脑疝等征象，常误诊为再出血。根据其临床特点，结合脑血管造影及脑CT表现可做出诊断。

3. 正常压力脑积水　通常于病后2～3周出现，也有出血后几日即发生。病情重、出血次数多、昏迷持续时间长者发生率高。依据其临床特点结合脑 CT 表现可做出诊断。在没有 CT 情况下可用以下方法确诊：①脑超声检查，测量第三脑室宽度，估计脑积水程度；②放射性碘血白蛋白脑池造影检查，凡腰椎穿刺注入后 24～48h 后仍滞留于大脑凸面或进入脑室，则提示脑脊液吸收不良。

4. 再发出血　SAH 患者经治疗后在病情比较稳定情况下突然出现以下征象时要考虑再发出血：①剧烈头痛、呕吐、烦躁不安：②颈项强直等脑膜刺激征加重；③意识障碍加重；④脑脊液呈橘红色或粉红色。

5. 上消化道出血　因颅压高、脑血循环障碍、第三脑室积血和移位等直接或间接影响丘脑下部、脑干上部、边缘系统，致消化道黏膜、黏膜下层急性多发性糜烂、多发点状出血、瘀斑、溃疡。

6. 低钠血症　是 SAH 神经系统症状进一步恶化的重要原因。

7. 远期并发症　如癫痫、慢性脑积水、进行性痴呆等。

【辅助检查】

（一）脑脊液压力增高，多在 2~3 周后恢复正常。血性脑脊液是本病的重要特征，外观呈均匀血性，镜检可见大量红细胞，达 1×10^{12} / L 或更高，1～2 周后红细胞消失，脑脊液黄变，约 3 周后黄变也消失。脑脊液蛋白质量增多取决于出血的程度，一般为 0.5～10 g / L，第 2 周末降至正常。糖和氯化物正常，血糖增高者则脑脊液糖也增高。

（二）脑血管造影　脑血管造影可确定出血原因及性质。脑血管造影诊断动脉瘤的阳性率为 80%，对动静脉畸形、烟雾病均能明确诊断，并能明确部位、大小、单发、多发及供血动脉、引流静脉情况以及侧支循环状态，对指导手术很有帮助。血管造影更是证实蛛网膜下腔出血后并发脑血管痉挛最直接、最可靠的方法。

（三）脑 CT　起病后立即 CT 扫描，可显示出血的范围、脑池含血量，出血 5～7d 内可以扫描出与脑底部脑池相一致的高吸收值区，一周后扫出率减低，三周后不能扫描出。CT 可显示是否有脑水肿、血肿、脑积水、脑梗死等。用造影增强法可检出直径 5~8 mm 的脑动脉瘤。CT 检出脑动静脉畸形的阳性率为 65%。

（四）血、尿检查　据统计，35%的病例血白细胞增多，一般在第 3 周恢复正常；25%的病例血糖增高，血糖多在 3～21 d 恢复正常。血沉可增快，约 60%患者达 20~60 mm / h。可出现电解质紊乱，特别是低钠血症。73.3%病例出现蛋白尿，29.7%病例出现血尿。

（五）经颅多普勒超声（TCD）　作为一种无创检查，可取代脑血管造影检测 SAH 后并发的脑血管痉挛。可动态观察脑血管痉挛、动脉狭窄、血流速度、侧支循环和功能状态。

（六）心电图可见显著心电图改变，有时成为直接死因。可有 Q-T 或 Q-U 间期延长；ST 段抬高或降低；T 波增深、倒置或呈宽大 T-U 波；高大正 U 波或负 U 波；肢体或胸导联上见 Q 波；T 波呈切迹或双裂形。

【诊断】

1. 突然发病，剧烈头痛、呕吐。

2. 脑膜刺激征阳性。

3. 腰椎穿刺为血性脑脊液或 CT 或 MRI 发现颅底、脑池、大脑纵裂及脑沟中有积血者可确诊。

4. 鉴别诊断

1）脑膜炎：各种脑膜炎与蛛网膜下腔出血的体征相似，但起病没有蛛网膜下腔出血急骤。脑脊液呈炎性改变而非血性，可资鉴别。

2）脑出血：脑出血患者常伴有继发性蛛网膜下腔出血，容易误诊。但脑出血多有高血压病史，头痛不如蛛网膜下腔出血重，有明显的脑实质损害的局灶体征，如偏瘫、失语等。CT 扫描显示脑实质内出血灶。

3）偏头痛：可突发剧烈头痛，伴恶心呕吐，但无脑膜刺激征，脑脊液正常，可资鉴别。

4）高血压脑病：也有剧烈头痛、恶心呕吐。但有长期高血压所致之心、肾、眼底之改变，腰椎穿刺和头颅 CT 可资鉴别。

5）硬膜外及硬膜下血肿：急性者外伤后数小时或 2～3d 内出现头痛、意识障碍、一侧瘫痪、颅内压增高等。如合并外伤性蛛网膜下腔出血，脑脊液也呈血性。CT 检查可确诊。

【治疗】

急救原则：脱水降颅压，防止脑疝形成，防止再次出血，预防或解除脑血管痉挛，防治脑积水，防治低钠血症，尽早查明出血原因，以便手术治疗去除病因。

（一）一般治疗　保持安静，尽量避免搬动患者，绝对卧床 4～6 周以上，同时应避免一切情绪波动和突然用力（如咳嗽、用力排便、喷嚏等）。其主要目的在于防止再出血。

（二）对症处理　头痛者应给予足量的止痛剂，烦躁不安者可给予镇静药。有高血压者应控制血压，最好不超过 21.3 / 12.7 kPa（160 / 95 mmHg）。有癫痫发作者，给予抗痫药物。便秘者，给予缓泻剂。尿潴留者，予以留置导尿，其主要目的在于防止上述因素诱发的再次出血。对有意识障碍者，应保持呼吸道通畅。合并感染者，需给予有效抗生素。不能进食者，应予以鼻饲、给予足够热量，注意保持电解质平衡，特别是对低钠的纠正，补钠速度不宜快，以免发生脑桥中央髓鞘溶解症等。

（三）降低颅内压

1. 200g / L（20%）的甘露醇 125～250 ml，静脉快速滴注，每 6~8 h 1 次。

2. 呋塞米 40～60mg，静脉注射，6～8h1 次。

3. 100 g / L（10%）的复方甘油 500 ml，缓慢静脉滴注，每日 1 次，滴速每分钟不超过 20 滴。

（四）止血剂的应用

1. 抗纤溶制剂　主要目的是使出血周围的血凝块溶解得以延缓，减少再出血的机会。目前常选用下列药物。

1)6-氨基己酸：12～18g，加入 50g / L（5%）的葡萄糖或生理盐水 500ml 中静脉滴注，每日 2 次，每次持续 10～12h，连用 2 周后改为口服，每次 2～3g，每日 3～4 次，用 3 周左右停服。肾功能障碍者慎用。

2）氨甲苯酸：其效力比 6－氨基己酸高近 20 倍。用 1 000 mg 加入 50g / L（5%）的葡萄糖或生理盐水 500ml 中静脉滴注，每日 2 次，可连用 2 周，第 3～4 周分别以半量递减，4 周后停药。

3）氨甲环酸：其效力比 6-氨基己酸强 8～10 倍，剂量 4～6g 加入 50 g / L（5%）的葡萄糖 500 ml 中静脉滴注，每日 2 次，每次维持 10～12 h，连用 2 周，第 3~4 周分别以半量递减，4 周后停药。

2. 其他药物　尚可用卡巴克络（卡巴克洛）、酚磺乙胺等。

（五）脑脊液置换疗法　该方法适用于头痛剧烈、无偏瘫及脑疝征象，一般止痛剂无效者。此疗法的主要目的在于能迅速缓解头痛，可减少脑血管痉挛、脑积水、蛛网膜粘连等并发症的发生。有颅压高者，术前半小时给予 200g / L（20%）的甘露醇 250 ml 快速静脉滴注。方法：按常规腰椎穿刺进行，严格无菌操作。穿刺成功后，缓慢放出脑脊液 5～10ml，然后缓慢注入等量生理盐水（也可加入地塞米松 5～10 mg），去枕平卧 6h 以上，每隔 3～4d 可重复 1 次，视患者情况可做 3～5 次。

（六）脑血管痉挛的治疗　脑血管痉挛是 SAH 最严重的并发症。一旦发生，特别是后期的脑血管痉挛，很难逆转。目前尚无特效疗法。以下几种方法可试用。

1. 钙通道阻滞剂　能选择性地扩张血管，可防止和解除血管痉挛。尼莫地平 60mg，每 4h1 次口服，连用 21 d。也可用尼莫地平 24～48mg 静脉滴注，每日 1 次，共用 7～10d；或硝苯地平 10mg，每日 3 次口服。

2. 利舍平（利血平）或卡那霉素　可降低血中 5-羟色胺，实验证明有防止脑血管痉挛的作用，必须及早给药。利舍平（利血平）0.1 mg，皮下注射，每日 3 次；卡那霉素 1 g，每 13 3 次口服。

3. 扩容剂　低分子葡萄糖酐 500ml，静脉滴注，每日 1 次；或白蛋白、生理盐水等静脉滴注。有心功能不全者慎用。

4. 肾上腺素 β 受体阻滞剂　α 受体阻滞剂酚妥拉明 20 mg 静脉注射，每日 3 次；β 受体阻滞剂普萘洛尔每次 20mg，每日 3 次口服。可防止脑血管痉挛，保护心肌。

5. β 受体激动剂　能激活腺苷酸环化酶，使血管平滑肌松弛。异丙基肾上腺素 0.4～0.8mg，加入 50g / L（5%）的葡萄糖液 250ml 静脉滴注，每分钟 10~20 滴；同时，另一条静脉通道用利多卡因 2g 加入 50g / L（5%）的葡萄糖盐水 500ml 及 100g / L（10%）的氯化钾 10ml 静脉滴注，每分钟 20 滴。随时依据心率调整滴速，病情稳定 48h 后逐渐减量，可用 2~9 d。冠心病、甲状腺功能亢进症、心肌炎患者禁用。

6. 扩血管剂　罂粟碱 30mg，肌肉注射，每日 1～2 次：也可用罂粟碱 30mg 加入 50g / L（5%）的葡萄糖液 250ml 内缓慢静脉滴注，每日 1 次。

（七）急性脑积水的治疗　病初数日内脑室有轻中度扩大伴有轻度意识障碍及头痛加重者，可先内科治疗，给予糖皮质激素和甘露醇，也可应用减少脑脊液分泌的药物乙酰唑胺（乙酰唑胺）0.25～0.5 g 口服，每日 2 次，必要时经腰椎穿刺适量放出脑脊液以降低颅内压。如上述治疗无效，症状恶化，可行脑室穿刺引流或脑内分流术。

（八）手术治疗　经 CT、MRI 或脑血管造影发现动脉瘤、动静脉畸形或蛛网膜下腔有血块时，应早期手术，去除病因，挽救生命，预防再发及脑血管痉挛。手术方法有：动脉瘤夹、动静脉畸形的供血动脉结扎术、瘤内栓塞、畸形血管供血动脉栓塞、立体定向手术、γ 一刀立体定 IN 手术等。

第六章　血液系统疾病

第一节　再生障碍性贫血

再生障碍性贫血（aplastic anemia，AA，简称再障）通常指原发性骨髓造血功能衰竭综合征，病因不明。主要表现为骨髓造血功能低下、全血细胞减少和贫血、出血、感染。免疫抑制治疗有效。根据患者的病情、血象、骨髓象及预后，可分为重型（SAA）和非重型（NSAA）。曾有学者将非重型进一步分为中间型和轻型，从重型中分出极重型（VSAA）。国内学者曾将AA分为急性型（AAA）和慢性型（CAA）；1986年以后，又将AAA改称为重型再障-Ⅰ型（SAA-Ⅰ），将CAA进展成的急性型称为重型再障-Ⅱ型（SAA-Ⅱ）。

【病因与发病机制】

再障根据病因分为原发性与继发性两类。原发性再障病因不明，约占半数以上。继发性再障常见的病因有：①化学因素：包括药物及化学物质，如氯霉素、磺胺药物、解热镇痛药、抗癌药、苯及其衍生物；②物理因素：X射线、放射性核素等；③生物因素：肝炎病毒、结核分枝杆菌等；④其他因素：阵发性睡眠性血红蛋白尿（PNH）合并再障、妊娠合并再障等。

目前认为再障的发病机制包括造血干细胞受损、造血微环境缺陷、免疫因素及遗传倾向。

【临床表现】

再障的主要临床表现为进行性贫血、出血和感染。出血和感染为死亡的重要原因。临床上一般无肝、脾及淋巴结肿大。根据起病的急缓及病情的严重程度将再障分为急性型和慢性型。

（一）急性再障（亦称重型再障Ⅰ型） 起病急，发展迅速。贫血呈进行性加重，多次多量输血难以使血红蛋白维持在一定的水平。出血部位广泛，除皮肤、黏膜外，常伴有内脏出血，尤其是颅内出血，可危及生命。感染发热较严重，除皮肤、口腔及肛周感染外，常累及内脏，严重者可发生败血症，感染不易控制。如不经有效治疗多于半年内死亡。

（二）慢性再障 起病及进展缓慢。贫血常为首发和主要表现。出血较轻，以皮肤、黏膜为主，很少有内脏出血，但青年女性可有不同程度的子宫出血。感染以上呼吸道多见，合并严重感染者少见。预后较好，病程一般在 4 年以上。如病程中病情恶化，与急性再障相似，则称为重型再障Ⅱ型，预后凶险。

【辅助检查】

（一）血象 全血细胞减少，但三系减少的程度不一定平行。急性型血红蛋白下降较快，网织红细胞〈1%，绝对值$<15\times10^9/L$，中性粒细胞$<0.5\times10^9/L$，血小板$<20\times10^9/L$；慢性型血红蛋白下降较慢，各项指标较急性型为高。

（二）骨髓象 骨髓穿刺液稀薄，脂肪滴增多，骨髓颗粒稀少。涂片多呈增生不良。红系及粒系细胞减少，非造血细胞相对增多，巨核细胞很难找到或缺如。如穿刺在造血灶，主要是红细胞代偿性增生，但巨核细胞始终减少。

（三）骨髓活检主 要病变为红髓脂肪变。

（四）其他检查 血清铁及转铁蛋白饱和度增高，中性粒细胞碱性磷酸酶（NAP）活力升高，约 2／3 患者抗碱血红蛋白（HbF）增高，血浆红细胞生成素（EPO）增高。

【诊断】

国内 1987 年再障学术会议修订的诊断标准：

1. 全血细胞减少，网状红细胞绝对值减少。

2. 一般无肝脾肿大。

3. 骨髓至少一个部位增生减低或重度减低（如增生活跃，须有巨核细胞明显减少），骨髓小粒非造血细胞增多（有条件者应做骨髓活检等检查）。

4. 能除外其他引起全血细胞减少的疾病，如阵发性睡眠性血红蛋白尿、骨髓增生异常综合征、急性造血功能停滞、骨髓纤维化、急性白血病、恶性组织细胞病等。

5. 一般抗贫血治疗无效。

根据上述标准诊断为再障后，再根据临床表现、血象和骨髓象将再障分为急性型和慢性型。

【治疗】

（一）病因治疗　去除病因，避免接触有害的化学物质及射线；停用抑制骨髓造血的药物；妊娠合并再障者，可考虑终止妊娠；肝炎后再障应积极治疗肝炎。

（二）对症支持治疗

1. 适当增加营养　多食高热量、高维生素 B 和维生素 C 及易消化的食物。

2. 成分输血　根据血液有形成分缺少的程度，采取相应的成分输血。中国医学科学院血研所认为输血的适应证为：①血红蛋白太低致影响患者的呼吸循环功能；②严重的出血趋势以其他方法治疗无效，甚至有脑出血危险时可输血小板悬液；③患者免疫力降低有严重感染时。如无条件可输新鲜血。因输血并发症较多，应严格掌握适应证，尤其是准备行骨髓移植者，应尽量减少输血，以免影响骨髓移植成功率。

3.控制出血　可用酚磺乙胺（酚磺乙胺）、氨甲苯酸、维生素K、维生素C等药物治疗。肾上腺糖皮质激素对皮肤黏膜出血有效，对内脏出血无效。女性月经过多或阴道出血不止，可肌肉注射丙酸睾酮50～100mg，每日1次，或加用黄体酮20～40mg肌肉注射，每日1次。鼻衄可用吸收性明胶海绵或肾上腺素棉球压迫止血。出血严重者，应输浓缩血小板。

4.防治感染　注意个人卫生，加强口腔、皮肤、肛门的护理。嗜中性粒细胞<0.5×10^9/L时，应采取保护性隔离。感染早期应用强效抗生素。粒细胞减少并发严重感染者，可试用粒细胞集落刺激因子。

（三）雄激素适用于慢性再障。

1.作用机制　目前认为雄激素的作用机制是促进肾脏产生和释放EPO，激发休止期多能干细胞(CFU-S)进入细胞增殖周期，并促进BFU-E、CFU-E、CFU-GM分化增殖。

2.常用制剂及用法　司坦唑醇（司坦唑醇）2～4mg，每日3次口服；达那唑0.2g，每日2～3次口服；丙酸睾酮50～100mg，每日或隔日1次肌肉注射；去氢甲基睾酮（美雄酮）10mg，每日3次口服；羟甲雄酮（羟甲烯龙）1～3mg/(kg·d)，分3次口服；复方长效睾酮注射液（巧理宝）250mg，每周2次肌肉注射。雄激素起效慢，疗程至少坚持4个月。

3.疗效　治疗1个月左右网织红细胞开始上升，接着血红蛋白升高，经2～3个月后白细胞开始上升，而血小板难以升高，常需数年。国内报告雄激素治疗慢性再障有效率达56.1%，司坦唑醇与丙酸睾酮疗效无显著差异。

4. 副作用　雄激素常见副作用为男性化，如痤疮、声音嘶哑、须毛增多，女性闭经、阴蒂肥大、乳房缩小、性欲亢进等；其次还可以出现肝功能损害、水钠潴留、儿童骨骺成熟加速、注射局部感染或纤维化等。多于停药后短期内恢复。

（四）改善骨髓微循环药物

1. 莨菪类药物　其作用机理是解除微血管痉挛，调整骨髓血液灌注，提高CAMP水平，促进造血。常用制剂为山莨菪碱（654-2），成人0.5~2.0 mg /（kg·d）加入50 g / L（5%）的葡萄糖液250～500 ml中静脉滴注，每日1次，连用1个月为1疗程。其主要副作用为口干、视力模糊、排尿困难，宜从小剂量开始。

2. 脊髓神经兴奋剂　其作用为兴奋脊髓及脊髓内脏神经，刺激骨髓增生，改善骨髓微循环。常用制剂有：

1）硝酸氯地宁：①间断用药，每日肌肉注射2～6mg，20d为1疗程，休息数日，再重复用药；②连续用药，每周肌肉注射5 d，每日剂量分别为1、2、3、3、4mg，休息2 d，周而复始。本药疗程约需半年以上。治疗量副作用轻微，仅少数有失眠及肌肉震颤，过量中毒可致脊髓性惊厥，甚至死亡。

2）一叶萩碱：成人每日8～16 mg肌肉注射，疗程不少于4个月。

（五）免疫抑制剂　主要用于治疗重型再障。

1. 抗淋巴细胞球蛋白（ALG）或抗胸腺细胞球蛋白（ATG）　是用人胸导管淋巴细胞或胸腺细胞免疫动物获得的一种抗血清。其作用机制是能够抑制患者T细胞和非特异性免疫反应，并通过免疫刺激促进造血生长因子的合成释放，促进造血干细胞增殖。用前先做过敏试验，阴性者方可使用。剂量为马ATG 15～40 mg /（kg·d），猪ATG15～20mg /（kg·d），兔ATG5～10mg /（kg·d）静脉滴注，连用5d为1疗程，间隔2～3周后可重复，一般1～3个月出现疗效。副作用主要为过敏反应、血清病和出血。

2.环孢素A　通过抑制T淋巴细胞生成干扰素γ（IFN-γ），阻止白细胞介素-2（IL-2）受体表达而发挥作用。目前多采用口服给药，治疗剂量为5～12mg/(kg·d)，疗程不应少于3～6个月。待血象改善后逐渐减量，并以小剂量长期维持，以减少复发。重型再障与慢性再障疗效相近，总有效率达.50%～60%。环孢素A常见副作用有肝肾功能损害、齿龈增生、多毛、震颤、高血压等，停药可恢复。

3.肾上腺糖皮质激素　因无充分证据说明其有促进造血功能，且副作用较大，故一般不主张用于再障治疗，但在下列情况下可考虑应用：①出血严重或合并溶血者；②小儿再障时与雄激素合用，以延缓骨骺早期融合；③与其他免疫抑制剂合用，可产生协同作用。常用量为泼尼松每日30～60mg，分次口服；氢化可的松每日200～300mg，静脉滴注。

4.其他免疫抑制剂　国外有报道用大剂量环磷酰胺[45 mg/(kg·d)，静脉滴注，共4d]治疗重型再障，取得满意疗效，但其副作用较大，应慎重考虑。另外，再障患者有严重感染或出血时，可应用丙种球蛋白0.4g/（kg·d）静脉注射，共用5d。

（六）造血干细胞移植主要用于重型再障。

1.骨髓移植　临床上多采用HLA配型相合的同种异基因骨髓移植。年龄<30岁，病程<1个月，输血较少者成功率较高。移植失败的主要原因是移植物排斥、移植物抗宿主病（GVHD）、出血和感染。

2.脐血移植　脐血中含有丰富的造血干细胞、多种造血刺激因子及较多的血细胞成分，可作为造血干细胞的来源，代替骨髓移植，也可部分替代输血。目前临床脐血移植仅限于小儿患者。

3.胎肝输注或移植　在4～5个月的胎儿肝脏中含有丰富的造血干细胞，同时可能存在某些造血刺激因子，因此可利用胎肝组织制成悬液，给患者输注。其优点是抗原性低，极少发生GVHD，且来源方便。

（七）造血细胞生长因子　目前用于临床的细胞因子有重组粒细胞集落刺激因子（rhG-CSF）、重组粒-巨噬细胞集落刺激因子（rhGM-CSF）、促红细胞生成素（EPO）、白细胞介素-3（IL-3）等。它们可促进造血细胞分化成熟，减少感染及输血量。但因价格昂贵，目前主要用于辅助治疗。

（八）脾切除　一般不予考虑。若有溶血或血细胞在脾脏破坏的证据；出血较重，各种内科止血方法无效，危及生命者，可考虑脾切除术。术后并发症以出血、感染及膈下脓肿较为常见，应予注意。

（九）其他治疗

1.免疫调节剂　常用左旋咪唑50mg，每日3次，口服，连服3d，间隔4d，疗程2～3个月以上。

2.普萘洛尔　主要是刺激造血，并有一定改善微循环作用。用法为普萘洛尔10mg，每日3次口服，逐渐增至50mg，每日3次。

3.微量元素氯化钴、碳酸锂、硫酸锰等有非特异性刺激造血作用。

第二节　溶血性贫血

【西医部分】

溶血性贫血（hemolytic anemia）系指红细胞破坏加速，而骨髓造血功能代偿不足时发生的一类贫血。如果骨髓能够增加红细胞生成，足以代偿红细胞的生存期缩短，则不会发生贫血，这种状态称为代偿性溶血性疾病。“溶血性贫血”，较少见；常伴有黄疸，称为“溶血性黄疸”。

溶血性贫血病因很多，根据病因和发病机制分为两大类：一是红细胞内异常，包括红细

【病因及分类】

AIHA 的自身抗体根据其血清学特征分为两类：

（一）温抗体型抗体一般在 37℃时作用最活跃，主要是 IgG，少数为 IgM，为不完全抗体。按病因分为两种：①原发性：病因不明，女性多见；②继发性：可继发于结缔组织病、造血系统肿瘤、感染性疾病、免疫缺陷综合征、溃疡性结肠炎等。

（二）冷抗体型　抗体在 20℃以下作用活跃（有学者认为在 0～4℃最活跃）。根据冷抗体特征又分为两种：①冷凝集素综合征（CAS）：抗体为凝集素性 IgM，多继发于支原体肺炎、传染性单核细胞增多症和淋巴瘤等；②阵发性冷性血红蛋白尿（PCH）：抗体在 20℃时吸附在红细胞上，当温度升高后即与细胞分离，称为冷热抗体（D-L 抗体）。常继发于梅毒或病毒感染，比较少见。

【临床表现】

（一）温抗体型 AIHA　发病以女性多见，尤其是原发者。可见于任何年龄，40 岁以上多见。本病临床表现多样化，轻重不一。一般起病缓慢，表现为慢性溶血，少数表现为急性溶血（尤其是儿童）。常见症状有贫血、黄疸（占 1／3）、发热、脾肿大（占 1／2）和肝大（占 1／3）。继发性者常伴有原发病的临床表

现。少数患者（10%～20%）同时出现血小板减少性紫癜，称为 Evans 综合征。

（二）冷凝集素综合征　多见于中老年人，在寒冷环境中，大多数患者表现有耳郭、鼻尖、手指及足趾发绀，复温后消失。主要症状为贫血和黄疸。肝、脾、淋巴结一般不大。

（三）阵发性寒性血红蛋白尿　多数在受寒后急性发作，表现为寒战发热，全身乏力，腰背及四肢疼痛、恶心、呕吐及腹部不适，随即出现血红蛋白尿，持续数小时至数天。可有黄疸和脾大。反复发作者可有含铁血黄素尿。

【辅助检查】

（一）血象　贫血程度不一，重者可出现急性溶血危象。典型血象为正细胞正色素性贫血，血片上可见多量球形细胞及数量不等幼红细胞，偶见红细胞被吞噬现象。网状红细胞多增高，可达.50%以上。白细胞和血小板一般正常。急性溶血阶段，白细胞增高，甚至出现类白血病反应。Evans 综合征患者血小板减少。并发再障危象时全血细胞减少。冷凝集素综合征患者静脉抽血时可发现有红细胞自凝现象。

（二）骨髓象　呈增生性反应，以幼红细胞增生为主，偶见轻度巨幼样变。再障危象时增生低下。

（三）其他检查

1.抗人球蛋白试验（Coombs 试验）是诊断本病的重要依据。直接 Coombs 试验用于检测患者红细胞表面是否结合不完全抗体和（或）补体，间接 Coombs 试验可检测患者血清中是否存在游离的抗红细胞不完全抗体。本病患者大部分直接试验阳性，少数兼有间接试验阳性，也有少数患者始终为阴性结果。

2.冷凝集素试验阳性见于冷凝集素综合征。

3.冷热溶血试验（D-L 试验）阳性见于阵发性冷性血红蛋白尿。

【诊断】

（一）温抗体型 AIHA 的诊断

1.近 4 个月内无输血或特殊药物服用史，如直接 Coombs 试验阳性，结合临床表现和实验室检查可确诊。

2.如 Coombs 试验阴性，但临床表现较符合，肾上腺糖皮质激素或切脾有效，除外其他溶血贫血可能，可诊断 Coomb。试验阴性的 AIHA。

（二）冷凝集素综合征及阵发性冷性血红蛋白尿的诊断

1.冷凝集素效价显著增高（4℃效价可高至 1：1000 甚至 1：16000），结合临床表现及其他实验室检查可诊断冷凝集素综合征。

2.冷热溶血试验　阳性，结合临床表现及其他实验室检查可诊断为阵发性冷性血红蛋白尿。

【治疗】

（一）温抗体型 AIHA

1.病因治疗积极寻找病因，治疗原发病。继发于感染者应积极控制感染；继发于卵巢囊肿、畸胎瘤者可手术切除；继发于造血系统肿瘤的患者，在化疗同时加用泼尼松；停用一切与溶血有关的药物。

2.肾上腺糖皮质激素　为治疗本病的首选药物。

1）作用机制：抑制抗体产生，降低抗体对红细胞上抗原的亲和力，阻止巨噬细胞破坏表面有抗体附着的红细胞。

2）常用制剂及用法：泼尼松 1～1.5mg／（kg·d）分次口服，约 1 周后红细胞迅速上升，待溶血停止，红细胞恢复正常后维持治疗剂量 1 个月，然后逐渐减量，每周减少口服量 10～15mg，待每日量达 30 mg 后，每周或每两周减少日服量 5 mg，至每日量仅 15 mg 后，每两周减少 2.5 mg，小剂量激素（每日 5～10 mg）维持至少 3～6 个月。危重病例可用地塞米松或氢化可的松静脉滴注，病情稳定后改为口服。

3）疗效：82％患者可获早期全部或部分缓解，撤除激素后长期缓解者仅 13％～16％，15％~20％对激素完全无反应。如治疗 3 周无效或每日至少用 15 mg 泼尼松才能维持缓解者，应换用其他疗法。

3. 脾切除可减少抗体的产生及致敏红细胞的破坏。适应证有：①原发性温抗体型 AIHA，年龄在 4 岁以上，激素治疗无效或需大剂量（每日 15mg 以上）才能维持者，或激素有禁忌者；②免疫抑制治疗无效或有明显毒副作用者。有效率为 60％，间接 Coombs 试验阴性或抗体为 IgG 型者，切脾疗效可能较好。

4. 免疫抑制剂　适应证：①激素疗效不佳或需大剂量才能维持者；②脾切除无效或有禁忌者。常用制剂有环磷酰胺 1.5～2.0mg / (kg •d)，硫唑嘌呤 2.0～2.5 mg / (kg • d)，6 一巯基嘌呤 1.5～2.0mg / (kg • d)，长春新碱每周 2mg 静脉滴注。若 4 周后仍无效，可稍加大剂量或改用其他制剂。免疫抑制剂可与激素合用。用药期间应定期检测血象，以免发生骨髓抑制。

5. 其他疗法

1）达那唑：作用机制可能有免疫调节作用，降低患者抗 IgG 和抗 C，滴度，稳定红细胞膜。用法为 0.2 g，每 Et 3 次口服，维持量每日 0.2g，一般疗程不少于 1 年。可单用于轻症患者。重症病例应与泼尼松合用，贫血纠正后激素可先减量以后停用，单用达那唑维持。

2）环孢素 A：为一种新型免疫抑制剂，用激素无效的病例，加用环孢素 A4～

6 mg / (kg·d)，2 周后溶血逐渐缓解。环孢素 A 还可用于 Evans 综合征患者。

3）叶酸：每日 5mg，可防治相对性叶酸不足所致的巨幼细胞贫血。

4）大剂量丙种球蛋白（IgG）：可抑制巨噬细胞与致敏红细胞结合，减少红细胞破坏。常用剂量为 200～400mg / （kg·d）静脉滴注，连用 3～5d。疗效迅速可靠，特别适用于急需控制溶血的患者。

5）血浆置换：血浆置换疗法是一个暂时治疗措施，无根治作用，可用于个别严重患者，以达到迅速清除自身抗体和补体，缓解症状的目的。一次置换患者血浆 2000～3000ml 为宜。

6）输血：对重度贫血危及生命者，或发生溶血危象、再障危象时，可行输血治疗。不宜一次大量输注，以输注洗涤或冷冻红细胞每次 100～200ml 为宜。

7）防治并发症，维持水、电解质和酸碱平衡。

（二）冷凝集素综合征　积极治疗原发病，注意保温，加强支持疗法。皮质激素和脾切除疗效不佳，免疫抑制剂常用苯丁酸氮芥（苯丁酸氮芥）每日 2～8mg 口服，环磷酰胺每日 100mg 口服，不少于 3 个月。

（三）阵发性冷性血红蛋白尿预后较好。预防为主，注意肢体保暖，可试用免疫抑制剂，个别用青霉胺有效。

第三节　淋巴瘤

淋巴瘤是一组起源于淋巴结或其他淋巴组织的恶性肿瘤，可分为霍奇金病（简称 HD）和非霍奇金淋巴瘤（简称 NHL）两大类，组织学可见淋巴细胞和（或）组织细胞的肿瘤性增生，临床以无痛性淋巴结肿大最为典型，肝脾常肿大，晚期有恶病质、发热及贫血。淋巴瘤的细胞形态极其复杂，2008 年 WHO 淋巴瘤新分类中，有80个亚型。由于病变部位和范围不尽相同，临床表现很不一致，原发部位可在淋巴结，也可在结外的淋巴组织，例如扁桃体、鼻咽部、胃肠道、脾、骨骼或皮肤等。结淋巴组织原发部变多见于NHL。

【病因】

至今未完全阐明，可能与病毒感染、免疫功能缺陷、染色体异常等有关。

【分类】

淋巴瘤分为HD和NHL两大类。

（一）HD的病理分型

1.淋巴细胞为主型　正常淋巴结构破坏，淋巴细胞呈结节性浸润，主要为成熟淋巴细胞，坏死少见，R-S细胞罕见。

2.结节硬化型　肿瘤组织被交织的结缔组织索带分割成明显的结节，R-S细胞常呈陷窝型，还可见到其他细胞成分，坏死少见。

3.混合细胞型　病变常呈肉芽肿型，典型的R-S细胞多见，常有坏死，预后较差。

4.淋巴细胞消减型淋巴细胞数量减少，组织细胞为主，R-S细胞较多，弥漫性纤维化及坏死，预后最差。

（二）NHL分类　临床上根据预后及恶性程度分为4类。

1.低度恶性

1）小淋巴细胞型（SLL）。

2）滤泡性，小裂细胞型（FSCL）。

3）滤泡性，小裂细胞肥大细胞混合型（FML）。

2.中度恶性

1）滤泡型，大细胞型（FLCL）。

2）弥漫性，小裂细胞型（DSCL）。

3）弥漫性，小细胞和大细胞混合型（DML）。

4）弥漫性，大细胞（裂或无裂）型（DLCL）。

3.高度恶性

1）免疫母细胞型（IBL）。

2）淋巴母细胞型（核扭曲或不扭曲）（LBL）。

3）小无裂细胞型（BUrkitt 或非 BUrkitt）（SNCL）。

4.不能归类的淋巴瘤

1）混合性。

2）蕈样真菌病。

3）组织细胞型。

4）髓外浆细胞瘤。

5）未分类型。

6）其他。

目前倾向将免疫母细胞型淋巴瘤归入中危组，原因是其化疗方案与中危组淋巴瘤相同；而淋巴母细胞型淋巴瘤治疗方案同急淋。

【临床表现】

由于淋巴结和淋巴组织分布广泛，本病病变部位和范围不尽相同，临床表现多种多样。

（一）淋巴结肿大

1.浅表淋巴结肿大　表现为无痛性进行性淋巴结肿大，早期活动度好，与周围组织不粘连，随病程进展淋巴结相互融合并与深部组织粘连，质地硬，似软骨。颈部最常见，腋下、腹股沟次之，滑车部位较少见。HD常侵犯邻近淋巴组织，60%～70%HD颈部淋巴结肿大，锁骨下淋巴结肿大提示病灶扩散。NHL远处表现常见，60%左右NHL者颈部淋巴结肿大，虽原发病可能在鼻咽及扁桃体环处，远处肿大的淋巴结短期内即可出现。

2.深部淋巴结肿大　以压迫症状为突出表现。如纵隔淋巴结肿大压迫气管、食管、上腔静脉等可引起纵隔肿瘤综合征：肺浸润、肺不张、胸腔积液，导致呼吸困难、吞咽困难、声音嘶哑和上腔静脉综合征。腹腔淋巴结肿大可引起腹痛、腹部肿块，恶心、腹泻、肠梗阻等胃肠功能失调症状。后腹膜淋巴结肿大一般表现为长期不明原因的发热，可压迫输尿管引起肾盂积水。中枢神经系统淋巴瘤可引起疼痛，出现神经系统体征，如压迫脊髓可引起下肢软弱无力，大小便困难，甚至截瘫。肝门区淋巴结肿大可出现黄疸、肝大。上腔静脉、脊髓、气管的压迫均属于内科急症，需及时诊断及治疗。极少数患者以局部浸润症状而就诊，如胃、肠穿孔等，经手术后病理检查证实。

（二）结外病变　NHL较HD多见。

1.肝、脾肿大　比较常见，部分患者以肝、脾肿大为首发症状而就诊。肝大往往来自脾转移，脾脏越大，肝脏受累的可能性越大；肝脏受累，则预后不良，但不能单纯以肝、脾体积增大作为淋巴瘤浸润的依据，应做病理活检确诊。临床上30%脾不大者已有HD累及，而脾大者可能没有HD病灶。

2.胸部病变　以HD常见。NHL侵犯纵隔的发生率不足20%，但T淋巴母细胞性淋巴瘤多见纵隔浸润有时甚至成为其首发症状。肺部及胸膜病变常由纵隔累及所致，临床表现为刺激性干咳、气促、胸闷、发热，阻塞性肺炎、咯血、呼吸困难等，少数出现声音嘶哑及上腔静脉阻塞综合征。胸腔积液往往提示病变广泛，预后不佳。

3. 皮肤损害　NHL 多见。有特异性和非特异性两种。特异性损害病变在真皮，临床表现为皮内结节、剥脱性红皮病、蕈样真菌病等，皮肤活检可证实。非特异性损害表现为丘疹样病变，如瘙痒、丘疹、湿疹、带状疱疹等。HD 累及皮肤说明病变已到Ⅳ期，预后很差。

4. 骨骼改变　NHL 多见。多见于扁骨受累，以胸椎、腰椎、骨盆最多见，肋骨与颅骨次之。病变多为溶骨性改变。临床表现为骨骼疼痛、压痛、病理性骨折、骨肿瘤，甚至截瘫。

5. 神经系统改变　NLL 多见。主要表现为脊髓压迫症状，其次是脑膜浸润，后者表现为头痛、颅高压、癫痫样发作、颅神经麻痹，脑实质病变极少。

6. 胃肠道病变　NHL 多见。常继发于腹膜后淋巴结转移，症状有腹痛、腹泻、腹部肿块、呕吐、黑便等。

7. 鼻咽淋巴环　以 NHL 多见。扁桃体肿大可致咽痛、吞咽困难、咽部异物感，鼻咽部肿瘤可致鼻塞、鼻衄、头痛、耳鸣、听力障碍等。

8. 其他部位的损害　胸腺、心包、乳腺等均可出现局部浸润症状，病变晚期常侵犯骨髓。

（三）全身症状

1. 发热，热型不定，其特点为不用退热药，热自退，患者大汗淋漓。

2. 盗汗。

3. 体重下降，消瘦，食欲缺乏，恶病质。

4. 皮肤瘙痒表现为病变部位局部瘙痒和全身性瘙痒。主要见于纵隔、腹膜后淋巴结肿大者。

5. 乙醇性疼痛，约见于 20%，淋巴瘤患者，呈阵发性疼痛，自行缓解。

（四）其他并发症

1. 白血病　淋巴瘤浸润骨髓可形成淋巴瘤细胞性白血病，或应用烷化剂治疗淋巴瘤导致治疗相关性白血病。

2. 原发性血小板减少性紫癜（ITP）和自身免疫性溶血性贫血（AIHA）　多见于 HD 者。

【临床分期】

Ⅰ期：病变涉及 1 个淋巴结区（Ⅰ）或者 1 个结外器官或组织（ $Ⅰ_{E}$)。

Ⅱ期：病变涉及膈肌一侧两个或更多个淋巴结区（Ⅱ）或 1 个以上的淋巴结区伴发 1 个结外器官或组织的局部浸润（ $Ⅱ_{E}$)。

Ⅲ期：病变涉及膈肌两侧的淋巴结区（Ⅲ），可伴发结外器官或组织的局部浸润（$Ⅲ_{E}$) 或脾脏的侵犯（$Ⅲ_{S}$) 或两者都受累者（$Ⅲ_{SE}$)。

Ⅳ期：弥漫性或弥散性累及 1 个或更多个结外器官或组织，伴或不伴淋巴结侵犯。

根据有无全身症状可分为 A 组和 B 组。无全身症状者为 A 组，有下列症状之一者为 B 组：①6 个月内不明原因的体重下降≥10%；②不明原因的发热（38qC 以上）持续 3 d 以上；③盗汗。

根据解剖部位，淋巴结区确定如下：①膈上：咽淋巴环、颈部、纵隔或肺门、锁骨下、腋下胸部、滑车上与臂部；②膈下：脾脏、腹主动脉旁、髂部、腹股沟与股部、肠系膜、腋窝。

【辅助检查】

（一）血常规

1.HD　始可有轻度贫血，20%，左右嗜酸粒细胞升高，淋巴细胞相对减少，少数患者 Coombs 试验阳性。

2.NHL　早期白细胞升高，淋巴细胞比例升高，随着病程进展，淋巴细胞数下降；可表现为急性淋巴细胞白血病的血象。

（二）骨髓　可见淋巴瘤细胞浸润，以 NHL 易见。骨髓活检阳性率高于骨髓涂片。

（三）淋巴结活检　可确诊本病。

（四）染色体　改变部分患者可出现染色体的改变。

六、诊断

（一）目的　确诊淋巴瘤及明确其分类，确定病变范围以利于治疗。

（二）手段

1.病理切片　淋巴结活检确定诊断。

2.其他无创伤性检查　如 B 超、磁共振成像、CT、X 线等有助于了解病变范围及确定临床分期。

3.剖腹探查　若无浅表淋巴结肿大，高度怀疑淋巴瘤，而仅有腹腔肿大组织时，可行剖腹探查术，切除肿块并做病理诊断。

4.试验性治疗　高度怀疑淋巴瘤而无病理活检依据时，经患者同意，可行试验性治疗，以免延误病情。

5.鉴别诊断　本病需与淋巴结核、慢性淋巴细胞白血病、系统性红斑狼疮、风湿性疾病、脾功能亢进等鉴别。

【治疗】

一、放射治疗

HD 的放射治疗已取得显著成就。较为有效，但最好应用直线加速器。用高能射线大面积照射 HD Ⅰ A 至Ⅱ B 的方法有扩大及全身淋巴结照射两种。扩大照射除被累及的淋巴结及肿瘤组织外，尚须包括附近可能侵及的淋巴结区，例如病变在膈上采用斗篷式。隔下倒“Y”字式。斗篷式照射部位包括两侧从乳突端之锁骨上下，腋下、肺门、纵隔以至隔的淋巴结；要保护肱骨头、喉部及肺部免受照射。倒“Y”式照射包括从膈下淋巴结至腹主动脉旁、盆腔及腹股沟的淋巴结，同时照射脾区。剂量为 30~40Gy，3~4 周为一疗程。全身淋巴结照射即膈上为斗篷式并加照膈下倒“Y”字式。

HNL 对放疗也敏感但复发率高。由于其蔓延途径不是沿淋巴区，所以斗篷和倒“Y”字式大面积不规则照射野的重要性远较 HD 为差。治疗剂量要大于 HD。目前仅低度恶性组临床Ⅰ及Ⅱ期及中度恶性组病理分期Ⅰ期可单独应用扩大野照射或单用累及野局部照射。放疗后是否再用化疗，意见尚不统一。Ⅲ及Ⅳ期多采用华莱为主，必要时局部放疗为姑息治疗。

二、化学治疗

绝大多数采用联合化疗，要争取首次治疗即获得完全缓解，为长期无病存活创造有利条件。

（一）霍奇金病 1964 年 DeVita 创用 MOPP 方案以来，晚期 HD 预后大有改观，初治者的完全缓解率由 65％增至 85％。MOPP 方案至少用 6 疗程，或一直用至完全缓解，再额外给 2 疗程。对有明显全身症状；骨髓累及；反复化疗史；属淋巴耗竭型或结节硬化型伴纵隔累及者，MOPP 的疗效较差。对 MOPP 也乃要可采用 ABVD，75％~80％可以缓解，也有用 MOPP 与

ABVD 交替治疗，用 MOPP 治疗复发的病例可再用 MOPP，59％获得第二次缓解。第一次缓解期超过一年，则 93％有二次缓解希望。

（二）非霍奇金淋巴瘤 化疗疗效决定于病理组织类型，而临床分期的重要性不如 HD。按病理学分类的恶性程度，分别选择联合化疗方案：

1.低度恶性组（表 6-10-2）该组Ⅰ及Ⅱ期放疗后可无复发，存活达 10 年；但Ⅲ及Ⅳ期，无论放疗和化疗都未能取得痊愈。强烈化疗虽效果尚好，但复发率高。Portlock 回顾性分析 44 例低度恶性组患者的推迟治疗的结果，全部患者中数生存时间为 10 年，而且 7 例有自发性肿瘤消退。所以主张本组患者尽可能推迟化疗治疗，定期密切观察。如病情有进展或发生并发症者可给 COP 或 CHOP。对有全身症状者可单独给予苯丁酸氮芥（4～12mg，每日口服按）或环磷酰胺（每日口服 100mg），以减轻症状。如血象抑制不明显，可连续口服几个月。

2.中度恶性组 本组各型，一旦诊断明确而临床分期属Ⅲ、Ⅳ积累及范围较广Ⅱ的期，均应给予 COP、CHOP（表 6-10-6）等每月一疗程，计 6～9 个月，可使 70％获得完全缓解，而 35％~45％可有校场长期缓解期。新一代化疗方案尚有 m-BACOD、ProMACE-MOPP 等（表 6-10-6），可使长期无病存期患者增加至 55％~60％。新方案中加入等剂量甲氨蝶呤，目的是防止中枢神经系统淋巴瘤。更强烈的第三代治疗方案有 COP-BLAM-Ⅲ及 MACOP-B，可使长期无病存活增加至 60％～70％，但因毒性过大，不适于老年及体弱者。MACOP-B 的特点是骨髓抑制药与非抑药交替使用，所以缓解率（84％）及无复发生存率（90％）均有提高。COP-BLAM 尤适用于弥漫性大细胞型。

3.高度恶性组 都应给予强烈联合化疗。选淋巴细胞型及 Burkitt 淋巴瘤进展较快啊，如不治疗，几周或几个月内死亡。对高度恶性组以第二代或第三代联合化疗较差。

三、骨髓移植

对 60 岁以下患者,能耐受大剂量化疗者可考虑全淋巴结放疗及大剂量联合化疗，结合异基因或自身骨髓移植，以期取得较长期缓解和无病存活期。目前国内外研究自身骨髓移植对弥漫性、进展性淋巴瘤取得令人鼓舞的结果，其中 40%~50%以上获得肿瘤负荷缩小，18%~25%复发病例被治愈。自体骨髓移植尚存在自身骨髓体外净化问题有待解决。

四、手术治疗

仅限于活组织检查；合并脾机能亢进者则有切脾指征，以提高血象，为以后化疗创造有利条件。

五、干扰素

有生长调节及抗增殖效应。对蕈样肉芽肿，滤泡性小裂细胞为主及弥漫性大细胞型有部分缓解作用。应用方法和确切疗效尚在实践探索中。

【预后】霍奇金病的预后与组织类型及临床分期紧密相关，淋巴细胞为主型预后最好，5 年生存率为 94.3%而淋巴细胞耗竭型最差，5 年生存率仅 27.4%；结节硬化及混合细胞型在两者之间。霍奇金病临床分期，Ⅰ期 5 年生存率为 92.5%，Ⅱ期 86.3%，Ⅲ期 69.5%，Ⅳ期为 31.9%；有全身症状较无全身症状为差。儿童及老年预后一般比中青年为差；女性治疗后较男性为好。

非霍奇金淋巴瘤的预后，病理类型较为重要。弥漫性淋巴细胞分化好，

6 岁年生存率为 61%，弥漫性淋巴细胞分化差。6 年生存率为 42%，淋巴母细胞型淋巴瘤 4 年生存率仅为 30%。有无全身症状对预后影响较 HD 小。低恶性组非霍奇金淋巴瘤病程相对缓和，但缺乏有效根治方法，所以呈慢性过程而伴多次复发，也有因转化至其他罗星，对化疗产生耐药而致死亡。但低度恶性组如发现较早，经合理治疗可取 5～10 年甚至更长存活期

第四节　过敏性紫癜

【西医部分】

过敏性紫癜又称亨-舒综合征（Henoch-Schonlein purpura,HSP），是一种较常见的微血管变态反应性出血性疾病。病因有感染、食物过敏、药物过敏、花粉、昆虫咬伤等所致的过敏等，但过敏原因往往难以确定。儿童及青少年较多见，男性较女性多见，起病前 1～3 周往往有上呼吸道感染史。

【病因】

在已知的病因中，以细菌或病毒（鼻病毒、流感病毒、腺病毒、柯萨奇病毒、溶血性链球菌、金黄色葡萄球菌与肺炎球菌等）引起的上呼吸道感染最常见，约占一半病例。寄生虫感染（如蛔虫、钩虫、丝虫、血吸虫等）也较多见。药物（如磺胺类、解热止痛剂、各种抗生素等）及食物等因素，尤其是富含蛋白质的食物也可引起本病。

【临床表现】

本病以儿童和青少年多见，男性略多于女性，起病可急可缓，起病前 1～3 周常有上呼吸道感染史，大多数以皮肤紫癜为初发症状，而少数以腹痛、便血、血尿、多发性关节炎等为首发症状，造成早期诊断的困难。根据其病变累及部

位的不同，临床分以下几型：

（一）单纯性　皮肤紫癜为重要临床表现，特点是对称性地分

布于四肢和臀部，面部、躯干少见，以下肢伸侧最多。表现为大小不等的紫癜或红斑，偶有痒感或不适。紫癜高出皮肤表面，呈鲜红色或紫红色，压之不褪色，以后逐渐转成暗红色乃至棕色，一般可在数日内消退。紫癜呈对称性分布，时起时伏，分批出现，可融合成片。少数患者还可伴发荨麻疹和血管神经性水肿等。少数患者在口腔和眼结膜等黏膜部位也有紫癜。

（二）腹型（亨诺型）　约有一半的病例有腹痛或其他胃肠道症状，如恶心、呕吐、便血或腹泻等。腹痛以回肠下段最常见，通常位于脐周或下腹部。腹痛可以轻微，也可以呈绞痛样，可反复发作，可有压痛，一般不伴腹肌紧张。如腹痛发生在紫癜之前，易被误诊为急腹痛。肠道不规则蠕动还可诱发肠套叠。

（三）关节型（许兰型）　有68％患者出现关节症状，有足、膝、踝、腕、肘或手指关节的疼痛、肿胀或压痛，关节症状可以单发、多发或呈游走性。一般于数日内关节症状消退，不留后遗症，但可复发。如皮肤紫癜出现之前先有关节症状，易被误诊为风湿性关节炎。

（四）肾盂　肾炎是本病常见的并发症，国内外均报道占1／3左右。主要表现为尿液改变：镜检血尿、肉眼血尿、蛋白尿、管型尿甚至水肿等。常在皮肤紫癜发生后1周内出现，也有报道起病4～8周后发生最多，极少数在3～5月后才出现。常在数周内恢复或持续数月而愈。极少可转变慢性肾炎，伴有高血压（甚至发生高血压脑病），肾功能减退以及尿毒症等。

（五）混合型除皮肤紫癜外，其他三型中有两型或两型以上合并存在者。

（六）少见类型少数患者可在紫癜出现后发生剧烈头痛、抽搐、中枢性瘫

痪和昏迷等神经系统症状或咯血、哮喘等呼吸系统症状。

【辅助检查】

白细胞计数一般正常，有时嗜酸粒细胞增多。红细胞沉降率可轻度增加。出血时间、凝血时间、血小板计数、血块退缩时间正常。毛细血管脆性试验多为阳性。有肾脏损害者，尿中有蛋白、红细胞、白细胞及管型，严重者出现尿素氮及肌酐升高。

【诊断】

根据患者的临床表现，特别是有典型的紫癜及皮肤改变，血小板数量及功能正常，毛细血管脆性增加，能排除其他具有弥散分布的类似紫癜的疾病者，可以确诊为过敏性紫癜。

本病需与其他疾病引起的血管炎、冷球蛋白综合征、良性高球蛋白性紫癜、环形毛细血管扩张性紫癜、色素沉着性紫癜等鉴别。

【治疗】

（一）去除致病因素　如扁桃体炎或其他感染灶、结核病、寄生虫感染等都应及时治疗。某些疑为过敏原的食物或药物应避免应用。

（二）肾上腺糖皮质激素（激素）　对腹型、关节型疗效显著，而对肾型效果较差。但一般认为，激素不能缩短病程，也不能防止复发，对蛋白尿及慢性肾脏损害的发生也无明显的防治效果。激素的治疗以泼尼松为常用，一般每日 40～60mg；效果不明显时也可改用倍他米松或地塞米松，对重症患者宜先静脉滴注氢化可的松每日 200～500mg 或地塞米松每日 10～20 mg，短期应用，症状缓解后逐渐减量至停药。

（三）免疫抑制剂　适用于肾型及上述疗效不佳的较重患者。常用环磷酰胺或硫唑嘌呤，2～3 mg / (kg·d)，分次2～3口服，有效后减量至0.5～1 mg / (kg·d)。临床上常与激素联合应用。用时注意血象变化。

（四）抗组胺药　可任选下列一种，以减轻过敏反应：阿司咪唑（阿司咪唑）10mg，每日1次，口服；去氯羟嗪25 mg，每日3次口服；氯苯那敏（氯苯那敏）4mg，每日3次，口服。

（五）降低血管通透性的药物常选用如下几种药物：卡巴克络（卡巴克洛）5～10 mg，每日3次，口服；路丁20 mg，每日3次，口服；维生素C 0.1 g，每日3次，口服。

第七章　内分泌及代谢疾病

第一节　糖尿病

糖尿病是一组由于胰岛素分泌或作用缺陷，或两者兼有所引起的以慢性高血糖为特征的代谢疾病；糖尿病的慢性高血糖可引起多脏器的长期损害、功能减退和衰竭。目前将糖尿病分为1型糖尿病（胰岛B细胞破坏，引起胰岛素绝对不足）、2型糖尿病（存在胰岛素抵抗和胰岛素分泌不足）、妊娠糖尿病及其他特殊类型糖尿病四大类型。在我国，大部分糖尿病患者为2型糖尿病。

【病因】

糖尿病的病因至今仍未完全明确，它不是唯一病因所致的单一疾病，而是复合病因的综合征。目前认为1型糖尿病与遗传因素、某些病毒的感染及自身免疫有关；而2型糖尿病与遗传关系密切，同时与应激、活动减少、肥胖、饮食改变等环境因素有关。

【临床表现】

（一）代谢紊乱综合征　因血糖升高而出现渗透性利尿及碳水化合物、蛋白质、脂肪的代谢障碍，典型患者有出现“三多一少”的表现，即多尿、烦渴、多饮及体重减轻，且疲乏、易累。1型糖尿病患者起病较急，临床表现明显；2型糖尿病患者起病相对较慢，症状较轻，部分患者甚至无上述表现。

（二）急性并发症　主要有糖尿病酮症酸中毒（DKA）和高渗性非酮症糖尿病昏迷。

1.糖尿病酮症酸中毒　是由于体内胰岛素严重不足所致，多发生于1型糖尿病患者，2型糖尿病患者在一定诱因下也可发生，常见的诱因有各种感染、胰岛素治疗中断、创伤、手术等。当某种原因使糖尿病患者胰岛素严重缺乏时，糖代谢紊乱急剧加重，出现脂肪动员和分解加速，酮体（B羟丁酸、乙酰乙酸和丙酸）生成增多，其中B羟丁酸及乙酰乙酸是较强的有机酸，酸性物质的过度堆积而出现代谢性酸中毒，称为糖尿病酮症酸中毒。患者表现为原有的多尿、烦渴、多饮症状加剧，出现全身乏力、食欲缺乏、恶心、呕吐、酸痛、呼吸深快、呼气中有烂苹果味（丙酮味），随着酸中毒的加剧，患者有出现意识状态障碍，表现为烦躁、嗜睡甚至昏迷。由于多尿、呕吐等原因，可出现严重失水，尿量逐渐减少，皮肤弹性差，眼球下陷，血压下降，甚至休克。实验室检查可发现尿糖、尿酮阳性，血糖多在16.7～33.3 mmol / L，有时甚至更高，血酮体升高，CO_2CP降低，pH<7.35。

2.高渗性非酮症糖尿病昏迷　发病率大约为DKA的1 / 10。原糖尿病症状较轻或无明显的糖尿病史。常见的诱因有感染、高热、脑血管意外及某些药物如肾上腺糖皮质激素、利尿剂、高血糖等。本症病情危重，病死率高。发病较缓慢，多尿多饮等症状出现数天甚或数周后，脱水才逐渐较为明显，初为表情呆滞、淡漠、嗜睡或烦躁不安，进一步发展可出现偏盲、震颤、癫痫样抽搐或肢体瘫痪，最后陷入昏迷。实验室检查尿糖强阳性，尿酮阴性或弱阳性，血尿素氮升高，血糖可达33.3mmol / L以上，血钠>155mmol / L，血浆渗透压一般>350 mmol/L。

3.慢性并发症　长期的高血糖可引起多脏器的慢性损害、功能减退，甚至衰竭，尤其是心脑血管、眼、肾脏、神经等。慢性并发症主要有下列几种。

1）糖尿病心血管并发症：是2型糖尿病患者最主要的死亡原因。主要包括糖尿病冠心病和糖尿病心肌病，统计表明，糖尿病患者冠心病和心肌梗死的患病率分别是非糖尿病患者群的2～4倍及10倍。此外，糖尿病微血管病变，尤其是心肌的微血管病变可引起心肌的缺血、缺氧，可致心肌病变；糖尿病的周围神经病变，尤其是心脏的自主神经病变，可引起各种心律失常和痛觉障碍，使部分患者出现无痛性心肌梗死。

2）糖尿病肾病：糖尿病肾病是糖尿病最常见慢性微血管病变，它是1型糖尿病患者的主要死亡原因，在2型糖尿病患者中，其危害性仅次于冠状动脉及脑血管动脉粥样硬化。一般将糖尿病肾病分为五期：I期：又称肾小球功能亢进期，此时肾小球滤过率增加，肾脏体积轻度增大，尿微量白蛋白阴性；II期：又称“静息期”，组织学已出现肾小球的损害，肾小球基底膜变厚，运动后尿微量白蛋白排泄率（UAER）升高；III期：又称隐性肾病期，出现微量白蛋白尿，UAER在20～200μg/min；IV期：又称临床肾病期，24h尿蛋白>0.5g，肾小球滤过率逐渐下降，常合并高血压及肾病综合征表现；V期：又称终末期，此期出现尿毒症的表现及相应的组织学改变。糖尿病。肾病的第I、II、III期有不同程度的可逆性，但IV及V期病变则是不可逆的。

3）糖尿病神经病变：糖尿病神经病变可累及中枢神经、周围神经及自主神经系统，但以周围神经最为常见，通常为对称性，以肢端感觉异常最普遍，患者有手套、袜套感，麻木、刺痛或蚁走感，也可累及触觉、振动觉及温度觉感觉神经及运动神经。自主神经功能受损也较常见，患者可表现为排汗异常、上腹饱胀、腹泻、便秘、尿潴留、尿失禁、阳痿、心律失常等。

4）糖尿病视网膜病变：视网膜病变是造成患者致残（失明）的主要原因之一，是微血管病变的另一重要表现，一般发现于糖尿病病程10年以上的患者。

眼底微血管病变可引起视网膜微血管瘤、渗出、出血、异常新生血管形成和纤维组织的增生，最终导致视网膜剥脱而致失明。视网膜病变可分为六期：Ⅰ期：微血管瘤出血：Ⅱ期：微血管瘤，出血并有硬化渗出；Ⅲ期：出现棉絮状软性渗出：Ⅳ期：新生血管形成，玻璃体积血；Ⅴ期：机化物渗出；Ⅵ期：视网膜脱离，失明；其中Ⅰ～Ⅲ期为背景性视网膜病变，Ⅳ~Ⅵ期为增生性视网膜病变。

【辅助检查】

（一）尿糖　尿糖检查有方便、快捷的优点，尿糖阳性是诊断糖尿病的重要线索，但。肾糖阈降低（如妊娠）或升高（肾脏病变）时可出现与血糖不一致的结果。

（二）血糖　血糖是目前诊断糖尿病的主要依据，一般是采用静脉血浆测定，血糖正常值范围在 3.9~6.0 rnmol／L，但它是一个瞬间值，不能很好反映一段时间内糖尿病的控制情况。近年来，餐后 2 h 的血糖水平逐渐得到重视。

（三）糖化血红蛋白 A1C(GHbA1C)　是目前衡量血糖控制好坏的金标准，它是血红蛋白与葡萄糖非酶化结合的产物，能反映取血前 4～12 周血糖的总体水平。其正常值为 3%~6%。

（四）胰岛素及 C 肽是评价胰岛 β 细胞功能的重要指标，其中 C 肽由于不受外源性胰岛素水平影响，更能准确反映 B 细胞功能。1 型糖尿病患者的胰岛素及 C 肽水平较低，而大部分 2 型糖尿病患者存在高胰岛素血症。

【诊断】

2003 年我国制定了《中国糖尿病防治指南》，采用世界卫生组织（WHO）1999 年修订的国际诊断标准，具体如下：

1. 有糖尿病症状+任意时间血浆葡萄糖≥11.1 mmol／L。任意时间是指一天中任意时间，不考虑上次进餐时间；典型的糖尿病症状包括：多尿、烦渴和不明原因的体重减轻。

2. 空腹血浆葡萄糖 I>7.0mmol／L；空腹是指至少禁食 8h。

3. 75 g 葡萄糖的口服葡萄糖耐量试验（OGTT）2 h 血浆葡萄糖≥11.1 mmol／L。

诊断时，上述指标应在另一天再次证实，但不主张做第三次 OGTT，目前认为空腹血浆葡萄糖<6.0mmol／L 为正常。≥6.〇一<7.0 mmol／L 为空腹血糖受损（IFG），OGTT 中 2 h 血浆葡萄糖≥7.8-<11.1 mmol／L 为糖耐量减低（IGT）。

【治疗】

目前对糖尿病尚无针对病因的有效治疗的方法，强调早期治疗、长期治疗、综合治疗及治疗个体化，其目的主要是纠正代谢紊乱，控制高血糖，使血糖降到正常或接近正常水平，预防急性并发症，阻止和延缓慢性并发症的发生，改善糖尿病患者的生活质量。其综合治疗包括糖尿病教育、饮食治疗、运动治疗、药物治疗及血糖监测等。

（一）糖尿病教育　对糖尿病患者及其家属进行健康教育是重要的基本治疗措施，让患者及其家属了解糖尿病的基础知识，以及治疗、护理、监测血糖（或尿糖）基本方法，提高糖尿病自我管理能力。

（二）饮食治疗　饮食治疗是糖尿病的基础治疗，热量以达到和维持标准体重为宜，碳水化合物、蛋白质及脂肪应合理搭配。

1. 制订总热量　首先应按以下公式确定患者的理想体重：理想体重(kg)=身高(cm)一 105，然后按理想体重计算每日需要的热量，休息者每日每千克体重为 105～125.5kJ(25～30kcal)，轻体力劳动者 125.5～146 kJ(30～35 kcal)，中度体力劳动者 146～167.51(J(35~40kcal)，重体力劳动者 167 kJ(40kcal)以上，每日热量按三餐 1／5、2／5、2／5 进行分配。

2.饮食结构 其中碳水化合物应占总热量的 55%～60%，提倡以谷类食物为主，特别是粗制米、面及杂粮，鼓励进食富含粗纤维食品如绿色蔬菜、块根类、含糖成分低的水果等；蛋白质占每日热量 15%~20%，蛋白的来源至少有 1／3 应来自动物蛋白；脂肪约占总热量 30%，其中饱和脂肪酸及不饱和脂肪酸应有适当的比例；食盐每日应限制在 10g 以下；如血糖控制良好者可在空腹或两餐间进食少量水果；应限制饮酒。

（三）运动治疗 有规律的合适运动对 2 型糖尿病患者有减轻体重、提高胰岛素敏感性、改善血糖、血脂代谢作用。1 型糖尿病宜在餐后进行运动，运动量不宜过大，避免运动后低血糖反应。

（四）药物治疗

1.口服药物治疗 目前较常用的口服降糖药主要有以下四类：

1)磺胺类：此类药物在临床中应用最广泛，其主要机理是促进有功能的胰岛β细胞分泌胰岛素，此外可能还有增强靶组织对胰岛素敏感性的作用。主要适应于经饮食控制和运动治疗后血糖未能满意控制的 2 型糖尿病患者，以及每日胰岛素用量<20～30U 的 2 型糖尿病患者。本类药不适用于 1 型糖尿病患者。2 型糖尿病患者合并严重肝肾功能不全、急性代谢紊乱、严重感染及妊娠患者。目前磺脲类药物品种较多，其第 1 代磺胺类如甲苯磺丁脲及氯磺丙脲已经较少应用，目前趋向于使用第 2 代磺脲类药物。

目前尚没有证据表明某一种磺脲类药物比其他种类更优越，但它们有各自的特点：格列本脲降糖作用强而持久，价格便宜，但发生低血糖机会较多，不适合老年及肝肾功能不全患者；格列齐特片格列吡嗪有抗血小板凝聚和增加纤维蛋白溶解作用，可能有利于延缓糖尿病微血管病变；格列喹酮代谢产物很少经肾排泄，对肾功能不全患者较为安全。服用磺脲类药物时，应注意以下几个问题：应从小剂量开始，在早餐前半小时口服，根据血糖、尿糖情况逐渐加量；水杨酸类、磺脲类、保泰松、利舍平（利血平）、β受体阻滞剂与磺脲类合用时，可增强其降糖作用，而与噻嗪类利尿剂、肾上腺糖皮质激素合用则可降低其降糖作用。

2）双胍类：此类药物主要降糖机理是通过增加外围组织对葡萄糖的摄取和利用，抑制糖异生及糖原分解而使血糖下降。该类药不促进胰岛素B细胞分泌胰岛素，对血糖在正常范围者无降糖作用。主要适应于肥胖的2型糖尿病患者，对伴有高脂血症、高胰岛素血症、胃纳佳的肥胖患者尤佳；有时与胰岛素合用于血糖波动大的1型糖尿病患者。目前较常用的双胍类药物为二甲双胍（二甲双胍），通常用量为每日500～1500mg，分2～3次服。双胍类最常见的副作用是胃肠道反应，如厌食、恶心、腹胀、口腔金属味等，在肝肾功能不全、合并有缺氧性疾病的患者易诱发乳酸性酸中毒，尤其使用苯乙双胍（苯乙双胍）剂量过大的情况下。

3）仪葡萄糖苷酶抑制剂：此类药是通过抑制小肠黏膜上皮细胞的仪葡萄糖苷酶，延缓小肠中的碳水化合物的吸收，防止了餐后高血糖，主要适用于空腹血糖正常或轻微升高，而餐后血糖明显升高的糖尿病患者，也适用于糖耐量减低的患者。阿卡波糖是目前较常用的葡萄糖苷酶抑制剂，开始剂量为25～50 mg，每日3次，在进食第一口饭时服用，剂量可逐渐增加。常见副作用为腹胀、腹泻、排气增多。本药单独使用不引起低血糖，合用其他口服降糖药或胰岛素时可引起低血糖，此时宜口服葡萄糖或静脉注射葡萄糖来纠正低血糖，进食双糖或淀粉类食物无效。

4）噻唑烷二酮：该类药物主要作用是促进脂肪组织和骨骼肌细胞对葡萄糖的摄取和利用，增强靶细胞对胰岛素的敏感性，改善胰岛素抵抗，被称为胰岛素增敏剂。主要用于糖耐量减低及 2 型糖尿病特别是有胰岛素抵抗的患者。目前在我国使用的药物主要为罗格列酮，用量每日 4～8 mg，每日 1 次或分次服用，可单独使用，但经常与磺脲类及胰岛素联合使用。

5）口服降糖药物联合使用：口服降糖药物可联合使用，以减少各药用量，增加降糖效果而降低副作用，例如：双胍类+磺胺类，双胍类+葡萄糖苷酶抑制剂，磺胺类+双胍类+葡萄糖苷酶抑制剂，磺胺类+噻唑烷二酮，但同一类药物不能联合使用。

2. 胰岛素治疗　胰岛素治疗的主要适应证有：①1 型糖尿病；②2 型糖尿病经饮食治疗、口服降糖药无效或有禁忌者；③糖尿病急性并发症如糖尿病酮症酸中毒、高渗性昏迷和乳酸性酸中毒；④各种严重的应激状态，如感染、外伤、大手术、分娩、心肌梗死、脑血管意外等；⑤合并严重慢性并发症如视网膜病变、肾病、神经病变等；⑥妊娠糖尿病。

胰岛素按其来源可分为动物（如猪、牛）及通过重组 DNA 技术或半人工合成的人体胰岛素。人体胰岛素由于纯度高、无抗原性等特点，目前已在临床中广泛使用。按起效作用快慢及维持时间，又可分为短效、中效和长效三类。

除上述三类胰岛素外，尚有预混胰岛素，如 Novo Nordisk 公司的诺和灵 30R(Novolin30R)、Lilly 公司的 Humulin70／30 均由 70％的中效及 30％的短效人体胰岛素混合而成，预混的胰岛素注射后各自发挥短效及中效胰岛素的作用效果，适用于每日注射 1～2 次的患者。

胰岛素的主要用药途径为皮下注射、静脉滴注及肌肉注射，其中皮下注射使用最广泛，适应于各种类别的胰岛素，腹壁注射后吸收最快速及稳定，上臂、大腿及臀部则其次；静脉滴注主要作为糖尿病酮症酸中毒、高渗昏迷、严重外伤及围术期不能进食者的给药途径，只有短效胰岛素才能静脉给药，静注后即刻起作用，半衰期为 20min，维持时间约 2h；肌肉注射时吸收及起效比皮下注射快，但临床不常用。目前尚有其他给药途径如经鼻、腹腔内、口服等，但均不成熟。

胰岛素的治疗方案一般分为常规治疗及强化治疗。常规治疗通过每日注射 1～2 次胰岛素达到消除“三多一少”症状，血糖控制在一般可接受的范围内；而强化治疗是通过胰岛素泵治疗或每日注射 3 次以上的胰岛素，使血糖控制在理想水平以达到防止慢性并发症发生的目的。常规治疗适应于 2 型糖尿病患者，而大多数 1 型糖尿病患者则需要强化治疗。近年来，大多数学者认为 2 型糖尿病患者通过饮食控制和足量的口服降糖药仍不能将空腹血糖控制在 7.8 mmol / L 以下时，则有使用胰岛素的指征。常规治疗有以下方案：①每日早餐前注射 PZI 或 NPH1 次，或睡前注射 NPH1 次，一般适合与口服降糖药联合使用或每日胰岛素需要量在 20U 以下的患者；②每日早、晚餐前各注射 NPH 或预混胰岛素 1 次，早餐前约注射 1 d 总量的 2 / 3，晚餐前约 1 / 3。如无预混胰岛素，可自行将中效与短效胰岛素按 2：1 比例进行混合，适用于每日胰岛素需要量>20～30U 的患者。1 型糖尿病患者一般需要进行强化胰岛素治疗。强化治疗的方案较多，常见的有以下几种：①早、午、晚餐前注射短效胰岛素，同时于早餐前注射 PZI 或 PZl 分早、晚餐前注射；②使用胰岛素泵进行持续皮下胰岛素输注

（CSII）能最有效地模拟体内胰岛素分泌，是最理想的强化治疗方案，但由于价格昂贵，在我国未能广泛使用。

进行胰岛素治疗时，宜从小剂量开始，根据血糖或尿糖的情况进行剂量调整。常规胰岛素治疗开始时根据血糖及尿糖结果，每 3～4d 调整胰岛素剂量 1 次，每次增加或减少 2～4U，直至血糖稳定。强化胰岛素治疗时应密切监测血糖，开始调整时每日需查三餐前半小时、三餐后 2h 及睡前血糖，共 7 次血糖，如血糖较稳定，可相应减少血糖监测频率。如餐前血糖过高（或过低），应增加（或减少）前一餐前的胰岛素剂量，餐后血糖过高（或过低），则增加（或减少）本次餐前胰岛素剂量，早晨或空腹血糖高，应注意区分睡前胰岛素不足还是胰岛素过量导致的低血糖后的高血糖反应（Somogyi 现象）。胰岛素的主要副作用是低血糖反应，尤其是接受强化治疗的患者，其次为过敏反应及注射局部脂肪萎缩，但随着人体胰岛素的使用，此类副作用已较少发生。

（五）糖尿病酮症酸中毒的处理

1. 补液　DKA 的患者一般失水量在其体重的 10% 左右，补液是抢救 DKA 首要的措施。只有组织灌注改善的情况下，药物（包括胰岛素）才能充分起作用。一般先输注生理盐水，如无心功能不全者，最初 1～2 h 快速输注 1 000 ml，以后每 2～3 h 输注 1000ml，逐渐减慢至 6～8h1000 ml，第一个 24h 输液总量 4000～5000 ml。

2. 小剂量胰岛素治疗　小剂量胰岛素持续静脉滴注是抢救 DKA 最常用的胰岛素治疗方案，具体做法是，建立另一静脉通路，按每小时 0.1U / kg 短效胰岛素的速度持续静脉滴注，如 2h 后血糖未见明显下降，可将胰岛素量加倍，治疗期间每 1～2 h 测定血糖、血酮、电解质 1 次，当血糖降至 13.9 mmol / L 时，应输注葡萄糖，因为葡萄糖输注有助于防止低血糖及促进酮体的利用，液体中葡萄糖与胰岛素的比例为3～4g：1U。

3.补钾 DKA患者均有不同程度失钾，随着体液量的恢复及胰岛素治疗，血钾可明显下降。如治疗前血钾水平已低于正常，应积极补钾，每小时补充1.5～2g；如血钾正常，尿量>40ml／h。可在补液和胰岛素治疗的同时补钾；如血钾高于正常，可暂不补钾，根据血钾水平的变化与尿量决定补钾量与速度。

4.纠正酸中毒 随着胰岛素的应用，酮体产生逐渐停止，酸中毒也可逐渐纠正，大部分患者不需要补碱。但当血pH低至7.0～7.1时，可能抑制呼吸中枢，危及生命，应予少量补碱，一般补40g／L（4％）的碳酸氢钠溶液50～100ml，注意速度应慢。由于二氧化碳透过血脑屏障的能力快于碳酸氢根，如补碱过多过快，可引起颅内酸中毒，加重昏迷。

5.去除诱因及治疗并发症 有感染者，予足量、有效抗生素治疗。如出现休克、脑水肿、心力衰竭等，应予相应处理。

（六）高渗性非酮症糖尿病昏迷的处理 由于本症患者常合并有心、脑血管基础病变，病死率可高达40％～60％，故应强调早期诊治。治疗上与DKA相近，但本症突出特点是渗透压高、失水严重，故应积极补液，对先补低渗液还是先补等渗液尚有争论，但一般主张先用等渗的生理盐水。我们的具体做法是静脉输注生理盐水的同时，嘱患者口服或鼻饲等量的凉开水，可避免因输注低渗溶液而出现的溶血、脑水肿的危险。胰岛素的用法与抢救DKA相似，但避免将血糖降得过多及过低，保持在13.9 mmol／L为好。注意补钾，如出现脑水肿，应采取脱水及肾上腺糖皮质激素治疗。同时应注意患者是否在应激状态下合并心肌梗死、脑梗死等，积极治疗其他并发症及诱因。

第二节　低血糖症

低血糖症（hypoglycemia）是由多种病因引起的（简称血糖）浓度过低所致的一组临床综合征。一般以成人血浆血糖浓度（血浆真糖，葡萄糖氧化酶法测定）＜2.8mmol/L，或全血葡萄糖＜2.5mmol/L 为低血糖。儿童低血糖诊断标准比成人值低 1.11mmol/L，但是否出现临床症状，个体差异较大。

【病因】

低血糖的病因繁多，主要是血糖利用过度或血糖生成不足所致，其中引起血糖过度利用的主要原因有：胰岛素瘤、降糖药物过量、分泌胰岛素样物质的肿瘤、2 型糖尿病早期等；引起血糖生成不足的主要原因有：严重肝脏疾患、各种原因所致的皮质醇分泌不足、某些酶的缺陷、某些药物（如水杨酸类、抗组胺类、乙醇等）。

【临床表现】

低血糖症的临床表现主要为交感神经过度兴奋症状及脑功能障碍表现。

（一）交感神经和肾上腺髓质兴奋症状　常见于血糖急速下降的患者，表现为心悸、饥饿感、颤抖、大汗、面色苍白、心率增快、血压轻度升高等。

（二）脑功能障碍表现　因脑细胞供糖供氧不足所致。可表现为思维迟钝、语言障碍、空间错误、嗜睡、头晕、幻觉、躁动、行为怪异等精神表现，甚至癫痫样发作、瘫痪、大小便失禁，最后出现昏迷。如不及时治疗，患者可出现大脑皮质神经细胞坏死，严重者可致脑死亡。

大多数患者一般先表现为交感神经兴奋症状群，如低血糖继续存在，则出现脑功能障碍症状群。但如果血糖下降缓慢、经常低血糖发作或严重神经病变的患者，则可能无交感神经兴奋的表现。

【辅助检查】

血糖低于2.8 mmol / L，某些病例可发现胰岛素或类胰岛素物质水平升高。

【诊断】

根据低血糖的临床表现、血糖低于2.8 mmol / L及供糖后症状迅速缓解，即可诊断。

【治疗】

1.对症治疗轻度低血糖患者，可口服果汁或糖水等治疗；有服用阿卡波糖史者，只能用葡萄糖液治疗。对重症或无法口服者用50%葡萄糖液50ml，静脉注射。在大剂量应用胰岛素或口服降糖药的患者，存在再发低血糖危险，需要持续维持静脉滴注葡萄糖液。该类低血糖症的患者持续治疗至少48h。

2.病因治疗

（1）胰岛素瘤：外科手术仍为最有效的治疗方法。对无法手术的癌肿患者，可选择化疗，但疗效并不理想。

（2）肾上腺皮质功能减退：用激素替代治疗，常用氢化可的松100mg静脉点滴，能快速有效地恢复正常血糖水平。

（3）反应性低血糖症：选择含低碳水化合物及高蛋白的食物，并注意少量多餐的进食方法；果胶可减轻胃手术后反应性低血糖。可用溴丙胺太林15mg，3 / d口服。

（4）酒精性低血糖症：严禁酗酒。静滴葡萄糖液后尚未能迅速恢复者，可加用氢化可的松100～300mg，静滴。

第三节 单纯性甲状腺肿

单纯性甲状腺肿是由于多种原因引起的甲状腺肿。本病不伴有甲状腺功能亢进或减退的表现，不包括甲状腺炎或肿瘤。常由于某种原因阻碍甲状腺激素合成而导致代偿性甲状腺肿大。可呈地方性分布，常为缺碘所致，称为地方性甲状腺肿。也可呈分布，由先天性甲状腺激素合成障碍或致甲状腺肿物质等所致，称为甲状腺肿。但也可无明显原因。

【病因】

（一）缺碘或高碘　现已公认缺碘是引起地方性甲状腺肿的主要原因，但高碘也可引起甲状腺肿。

（二）致甲状腺肿物质　其中食物类有卷心菜、白菜、萝卜及含钙、氟的饮用水；药物如硫脲类、磺胺类、碳酸锂等也可引起甲状腺肿。

（三）激素合成障碍　某些酶的缺陷影响甲状腺激素合成而导致甲状腺肿。

【临床表现】

除甲状腺肿大外，通常无其他不适。散发性甲状腺肿常在青春期、妊娠期或哺乳期发生。甲状腺常呈轻度或中度弥漫性肿大，质地软，随病情的进展，可出现结节，并出现压迫气管、食管、喉返神经的症状，如咳嗽、呼吸困难、吞咽困难和声嘶等。

【辅助检查】

甲状腺功能检查一般正常，血甲状腺素（T_4）正常或偏低，三碘甲状腺原氨酸（T_3）正常或偏高，促甲状腺激素（TSH）偏高或正常。甲状腺 ^{131}I 摄取率大多增高，但高峰不提前。甲状腺显像可见两侧叶肿大，也可见图像残缺或显影不均匀。

【诊断】

诊断主要根据患者甲状腺肿大和甲状腺功能基本正常两大特点。有结节者应与甲状腺炎、甲状腺肿瘤鉴别。

【治疗】

青春期甲状腺肿大多可自行消退。对于缺碘所致者，应补充碘剂，在地方性甲状腺肿流行地区可采用碘盐进行预防。对无明显病因的患者，可试用甲状腺制剂治疗，如甲状腺片每日60～180mg，口服3～6个月，部分患者甲状腺可见缩小，但对老年人及心脏病患者应慎用。单纯性甲状腺肿一般不宜手术治疗，但当出现压迫气管、食管、喉返神经的症状、药物治疗无效或疑有甲状腺结节癌变时，应手术治疗，并在术后需长期应用甲状腺激素替代治疗。

第八章　风湿性疾病

第一节　类风湿关节炎

类风湿关节炎是一种以慢性多发性关节炎为主要表现的自身免疫性疾病，可伴有关节外的系统性损害。其主要病变是由于自身免疫反应引起关节滑膜炎反复发作，可导致关节内软骨和骨质的破坏，早期出现游走性关节肿痛和运动障碍，晚期可有关节僵硬、畸形、功能丧失，还可存在骨质疏松和骨骼肌萎缩。本病发病年龄多为20～60岁，男女之比为1：2～1：3。

【病因】

引发历节风、骨骱痹的因素首先是先天禀赋薄弱。《灵枢·寿天刚柔》篇说："人之生也，有刚有柔，有弱有强。"由于父母体弱多病，精血亏虚时怀孕；或酒后房事怀孕；或年过五十精气力量大减之时怀孕；或男女双方年龄不够，身体发育不完全结婚，也就是早婚时怀孕，或生育过多，精血过度耗损；或妊娠期中失于调养，胎气不足，外受五淫六气影响，肝肾亏虚，骨的新陈代谢受到阻碍抑制而成为骨节风、骨骱痹

【临床表现】

（一）前驱症状　大多数患者起病缓慢，在关节症状出现前，可有乏力、疲倦、全身不适、低热、食欲缺乏等症状。

（二）关节症状病变的关节常从四肢远端的小关节开始，最常累及近侧指间关节，其次为掌指、趾、腕、膝、肘、踝和髋关节等。起初从一两个小关节

开始，继渐发展为对称性的多关节炎。表现为关节疼痛、压痛、僵硬、肿胀、畸形及功能障碍等。关节疼痛常为关节炎最早症状，最常发生部位为腕、掌指、近端指间关节，其次是趾、膝、踝、肘、髋等关节。疼痛的关节往往伴有压痛。95%以上的类风湿关节炎患者出现关节僵硬，以晨间最为明显，活动后可减轻。关节肿胀常见的部位为腕、掌指、近端指间、膝关节，多因关节腔内积液或关节周围软组织炎症引起。病变关节最后可发生畸形，膝、肘、手指、腕部都固定在屈曲位，手指常在掌指关节处向外侧成半脱臼，形成特征性的尺侧偏斜畸形。此外，还可出现关节周围肌肉萎缩、肌力减弱以及关节活动功能障碍。

（三）类风湿皮下结节　20%～30%患者在关节隆突部及受压部位出现皮下结节，多见于上肢的鹰嘴突、腕部及下肢的踝部等，为本病较特异的皮肤表现。其大小不一，结节直径自数毫米至3～4em不等，质硬，略有压痛，呈对称性分布，出现后常可存在数月或数年之久。

（四）类风湿血管炎常见损害为指（趾）部闭塞性血管炎、周围神经病变和下肢皮肤慢性溃疡，严重者可引起肠穿孔、心包炎、心肌梗死、急性脑血管疾病等。

（五）其他表现约10%的患者发生胸膜炎，可有胸腔积液。肺内可出现单个或多个结节，为肺内的类风湿结节之表现，可引起咳嗽、咯血等症状。少数患者可出现缩窄性心包炎。颈椎骨突关节的类风湿病变可引起脊髓受压，表现为渐起的双手感觉异常和力量的减弱，腱反射多亢进，病理反射阳性。周围神经可因滑膜炎而受压，如正中神经在腕关节处受压而出现腕管综合征（主要表现为进行性鱼际肌瘫痪、萎缩及正中神经所支配的区域感觉异常或疼痛）。本病可引起低血红蛋白小细胞性贫血。眼部可有角膜炎、结膜炎、巩膜炎等。少数患者在疾病活动期有淋巴结肿大和脾大。30%～40%的患者继发干燥综合征，可出现口干、眼干和肾小管酸中毒。有的患者还可出现Felty综合征，即慢性关节炎、脾大和白细胞减少三者联合出现，常伴有肝大、发热、体重减轻、贫血和血小板减少。

【辅助检查】

（一）血常规检查　白细胞数及分类多正常，可有轻至中度贫血，在活动期血小板可增高。

（二）红细胞沉降率测定　在疾病活动期红细胞沉降率增快，缓解期可降至正常，可作为观察疾病活动性和严重性的一个指标。

（三）C反应蛋白测定　C反应蛋白是炎症过程中产生的急性蛋白，其增高表明本病的炎症活动性。

（四）类风湿因子（RF）检测　RF是一种自身抗体，可分为IgM型RF、IgG型RF、IgA型RF。临床中常以乳胶凝集法测定IgM型RF，约70%的患者血清RF阳性。其滴度与本病的活动性和严重性成比例。但RF也可见于系统性红斑狼疮、原发性干燥综合征、系统性硬化、亚急性细菌性心内膜炎、慢性肺结核、高球蛋白血症等疾病，甚至在5%的正常人也可出现低滴度的RF。因此RF阳性者必须结合临床表现，以正确诊断类风湿关节炎。

（五）免疫复合物和补体检测　70%患者血清中出现各种类型的免疫复合物，尤其是活动期和RF阳性患者。在急性期和活动期，患者血清补体均有升高，只有在少数合并有血管炎者出现低补体血症。

（六）关节滑液检查　关节有炎症时滑液增多，滑液中的白细胞明显增多，达（2～75）$\times 10^9$/L，且中性粒细胞占优势，细菌培养阴性。

（七）关节X线检查对本病的诊断、关节病变的分期、监察病情的演变均有重要意义。以手指及腕关节的X线摄片最有价值。X线片中可以见到关节周围软组织的肿胀阴影，关节端的骨质疏松（I期）；关节间隙因软骨的破坏变得狭窄（II期）；关节面出现凿样破坏性改变（11I期）；晚期则出现关节半脱位和关节破坏后的纤维性和骨性强直（IV期）。

（八）磁共振检查　为早期骨吸收和骨侵蚀最灵敏的检查手段。

（九）类风湿结节的活检　其典型的病理改变有助于本病的诊断。

【诊断】

目前国际上采用美国风湿病学会1987年修订的本病分类标准，内容如下：①晨僵持续至少1 h（每日），病程至少6周；⑦有3个或3个以上的关节肿，至少6周；③腕、掌指、近端指间关节肿至少6周；④对称性关节肿至少6周；⑤有皮下结节；⑥手X线摄片改变（至少有骨质稀疏和关节间隙的狭窄）；⑦类风湿因子阳性（滴度>1：20）。在上述7项中具备4项或4项以上者即可诊断为类风湿关节炎。

临床上，根据本病病变关节的特殊表现，反复发作的慢性病程，部分患者有关节隆突部位的类风湿皮下结节，血清类风湿因子多为阳性，X线摄片呈特殊性改变等，不难作出诊断。类风湿关节炎需与风湿性关节炎、强直性关节炎、增生性骨关节炎、结核性关节炎、系统性红斑狼疮等疾病相鉴别。

【治疗】

本病目前尚无根治方法，强调早期诊断和尽早进行合理治疗。治疗目的在于控制炎症，减轻或消除症状，尽可能保持受累关节的功能，防止关节发生畸形。

（一）一般治疗　饮食给予充足的蛋白质和各种维生素。急性发作期适当卧床休息，症状减轻后则起床活动，以免过久的卧床而导致关节强直和肌肉萎缩。恢复期注意关节功能锻炼。

（二）药物治疗　临床常用的有非甾体类抗炎药（NSAID）、改变病情抗风湿药（DMARD）、肾上腺糖皮质激素等。

1.非甾体类抗炎药　通过抑制环氧化酶以减少花生四烯酸代谢为前列腺素、前列环素、血栓素等炎性介质，从而改善关节滑膜的充血、渗出等炎症现象，达到控制关节肿、痛的目的。该类药物是治疗本病非特异性的对症治疗常用药物，可达到消炎止痛效果，但不能阻止病变的自然进程，必须与DMARD同用。

常用NSAID及用法如下。

1）布洛芬：每日剂量为1.2～2.4 g，分3～4次服用。芬必得系其缓释剂，服法为300mg，每日2次。

2）萘普生：每日剂量为0.5～1.0g，分2次服用。

3）双氯芬酸：每日剂量为75～150mg，分3次服用。

4）吲哚美辛：每日剂量为75～150mg，分3次服用。

5）美洛昔康：每日剂量为7.5～15mg，分1～2次服用。

6）塞来昔布：商品名西乐葆，每日剂量为100～200mg，分1～2次服用。

7）罗非昔布：商品名万络，每日剂量为12.5～25 mg，1次服用。

上述各种药物至少需服用两周方能判断其疗效，效果不明显者可改用另一种NSAID，但不宜同时服用两种NSAID。口服本类药物治疗时，由于胃黏膜的前列腺素的合成亦受到抑制，因此在服用后出现胃肠道不良反应，如胃不适、胃痛、恶心、反酸，甚至胃黏膜溃疡、出血、穿孔，长期使用这类药物后可出现肾间质性损害。此外，由于NSAID阻止血栓素的生成，血小板聚集功能减退，可引起出血倾向。其他副作用有肝损害、皮疹、哮喘等。此外，塞来昔布、罗非昔布需注意其增加心血管事件的不良反应。

2.改变病情抗风湿药　本类药物需服较长时间后始产生作用，并可影响本病免疫机制，能部分控制病情进展，可维持较长的缓解期，是目前控制类风湿关节炎的主要药物。现已认识到类风湿关节炎患者关节结构破坏可以在起病后3个月就开始出现，如不及时治疗，往往造成关节破坏和畸形，因此提出早期应用DMARD的治疗策略。由于单一应用DMARD很难阻止病情进展，目前主张至少两种DMARD联合应用。常用的联合治疗方案为甲氨蝶呤与柳氮磺吡啶、甲氨蝶呤与羟氯喹、甲氨蝶呤与金诺芬等两种药物的联合，以及甲氨蝶呤、柳氮磺吡啶与羟氯喹三种药物的联合。本类药物中常用的药物如下。

1）甲氨蝶呤：是目前治疗类风湿关节炎的首选药物。作用机制为抑制二氢叶酸还原酶，阻止尿嘧啶转变成胸腺嘧啶，影响免疫活性细胞DNA合成，起到免疫抑制作用。每周剂量为7.5～20 mg，以口服为主（1 d内服完），亦可静脉注射或肌肉注射。4～6周后起效。疗程至少半年。副作用有肝损害、胃肠道反应、骨髓受抑等，停药后多能恢复。

2）柳氮磺吡啶：作用机制可能与影响叶酸的吸收和代谢有关。每日剂量为2 g，分2次服用，由小剂量开始。副作用有胃肠道反应、抑郁、头痛、皮疹、粒细胞减少、血小板减少等，但对磺胺过敏者禁用。

3）羟氯喹：作用机制可能与抑制淋巴细胞的转化和浆细胞的活性有关。用法：每次200mg，每日两次饭中服用。副作用为眼黄斑病、视网膜炎、胃肠道反应、头痛、神经肌肉病变及心脏毒性等。

4）金制剂：药理作用机制尚不清楚。该药为治疗类风湿关节炎的经典药物，分为注射及口服两种剂型。常用的注射剂为硫代苹果酸钾钠，每周肌肉注射1次，由最小剂量开始，逐渐增至每次50mg，待有效后注射间隔可延长。口服片剂名金诺芬，每日剂量6mg，分2次口服。3个月后起效，适用于早期或轻型患者。口服制剂易引起腹泻，其他副作用有皮疹、口炎、血细胞减少和肾损害等。

5）青霉胺：治疗机制可能与该药对巯基的还原作用及络合重金属有关。开始剂量为125mg，每日2～3次，无不良反应者则每2～4周后加倍剂量，至每日量达500～750mg。待症状改善后减量维持。副作用较多，包括胃肠道反应、骨髓抑制、皮疹、口异味、肝。肾损害等。

6）来氟米特：是治疗类风湿关节炎的一种较新的药物。主要抑制合成嘧啶的二氢乳酸脱氢酶活性，使活化的淋巴细胞生长受抑，从而有效地抑制细胞免疫反应，控制病情的发展。用法：先每次50mg，每日1次，3 d后10～20mg，每日1次口服。主要副作用有腹泻、瘙痒、脱发、皮疹和可逆性肝酶升高等。

7）雷公藤总苷：每日剂量为60mg，分3次服用。病情稳定后可酌情减量。其主要副作用为对性腺的毒性，出现月经减少、停经、精子活力及数目降低、皮肤色素沉着、指甲变薄软、肝损害、胃肠道反应等。

8）硫唑嘌呤：每日口服剂量为100 mg，病情稳定后可改为50mg维持。服药期间需监测血象及肝肾功能。

9）环孢素A：每日剂量为3～5 mg / kg，分1～2次口服。其突出的副作用为血肌酐和血压上升，服用期间宜严密监测。

3.肾上腺糖皮质激素　本药有强大的抗炎作用，可使关节炎症状得到迅速而明显的改善，但由于它不能根本控制本病，效果多不持久，一旦停药短期内病情即可复发。长期使用可造成停药困难（药物依赖）和许多不良反应的出现。肾上腺糖皮质激素应用的适应证：①严重血管炎，如肢端坏疽；②高热、大量关节腔积液和大量心包积液时。小剂量使用时，泼尼松每日剂量为 10～15 mg。严重血管炎时可采用大剂量泼尼松治疗，剂量为每日 1～2 mg / kg，病情控制后应适时减量，不宜长期大量使用。

（三）理疗　急性发作期间，必须先用药物治疗，待炎症初步控制后才能进行理疗。常用的方法有热水袋敷、热浴、蜡疗、红外线、超短波等。理疗后还可配以按摩，以改进局部血液循环，松弛肌肉痉挛。

（四）手术治疗　对晚期发生畸形并失去功能的关节，采取关节置换术可矫正关节畸形。对药物疗效不佳、关节严重肿胀、滑膜肥厚患者可考虑滑膜切除术，可使病情得到一定缓解。

第二节　系统性红斑狼疮

红斑狼疮是一种自身免疫性疾病，发病缓慢，隐袭发生，临床表现多样、变化多端一种涉及许多系统和脏器的自身免疫性疾病，由于细胞和体液免疫功能障碍，产生多种自身抗体。可累及皮肤、浆膜、关节、肾及中枢神经系统等，并以自身免疫为特征，患者体内存在多种自身抗体，不仅影响体液免疫，亦影响细胞免疫，补体系统亦有变化。发病机理主要是由于免疫复合物形成。确切病因不明。病情呈反复发作与缓解交替过程。本病以青年女性多见。

【病因】

SLE 属自免疫性疾病，病因尚未完全阐明，可能与下列多种因素有关：①

遗传，部分 SLE 患者发病呈现家族性，近亲发病率为 5%～12%。②性激素，SLE 大部分患者为育龄妇女，且妊娠可诱发本病，故认为性激素和 SLE 的发生有关。③感染，有研究表明，链球菌或结核菌感染可诱发 SLE 的发生或恶化，消除这些感染病灶可减轻或缓解症状。④日光，日光过敏见于 40%，的 SLE 患者。⑤药物，部分患者在使用普鲁卡因胺、肼屈嗪、异烟肼、甲基多巴、苯妥英钠、磺胺及保泰松等药物后，可诱发 SLE 的发病或使其症状加重。⑥其他，外科手术、预防接种、精神创伤等可诱发 SLE 的发作。

【临床表现】

通常起病缓慢，但也可为急性或暴发性发病，病程迁延，反复发作，可有长短不等的缓解期。多数患者有乏力、发热、食欲不振、体重下降等全身症状。

（一）发热　几乎所有患者均有不同程度的发热，在急性期体温可达 39～40℃，缓解期可不发热或仅有低热。

（二）皮肤和黏膜表现　80%的患者有皮肤损害。典型的皮损是位于鼻梁及两颊部呈蝴蝶状而稍带水肿的红斑，色鲜红或紫红，边缘清楚或模糊，表面光滑，有时可见鳞片状脱屑，于疾病缓解期红斑可消退，遗留棕色或黑色色素沉着，较少出现皮肤萎缩现象。在 sLE 患者中也可见到盘状红斑的皮损，这与蝶形红斑略有不同，常呈不规则圆形，边缘略凸出，毛细血管扩张明显，红斑上黏有鳞屑，毛囊口扩大。晚期可出现皮肤萎缩，瘢痕化或皮肤色素消失，以面、颌、臂部较多见。此外在手掌的大小鱼际、指端及指（趾）甲周也可出现红斑，有的在下肢出现网状青斑。活动期患者还可有脱发、口腔溃疡。

（三）骨关节和肌肉表现　约 85%患者有不同程度的关节痛，其中部分尚有关节炎。受累的关节常是对称性近端指关节以及足、膝、腕和踝关节，而肘及髋关节较少受累。常伴有肌痛、关节活动受限。一般骨质无异常，很少引起关节脱位、畸形，但长期用肾上腺糖皮质激素患者中有5%～8%可发生股骨头或肱骨头无菌性坏死。

（四）肾损害　多数病例肾受累，表现为狼疮性肾炎或肾病综合征。肾炎患者尿中有蛋白、红细胞和管型，晚期可出现肾性高血压及尿毒症；肾病综合征患者发生渐进性水肿，重者可有腹水、胸腔积液，且有大量蛋白尿，人血清白蛋白降低，白蛋白／球蛋白比例倒置。胆固醇增高，而高血压不多见。

（五）心血管系统表现约30%患者有心血管系统表现，其中以心包炎最常见，且多为纤维素性心包炎，心前区可听到心包摩擦音，若有心包积液，即可出现心脏压塞症状；心肌炎亦较常见，可出现奔马律、心脏扩大、心律失常，最后导致心功能不全；心电图常出现低电压、ST-T改变、P-R间期延长等；心内膜炎波及瓣膜时，多为二尖瓣，心尖区常听到收缩期杂音。部分患者可有血栓性静脉炎、血栓闭塞性脉管炎、肢端动脉痉挛现象等。

（六）呼吸系统表现　约35%患者有单侧或双侧胸膜炎，多为干性，也可为湿性，积液量少量或为中等量。约10%患者发生急性狼疮性肺炎，主要为间质性肺炎，患者有咳嗽、多痰、呼吸困难、发绀、胸痛等症状，X线片上可见到浅淡之片状阴影，肺纹理增深。慢性狼疮性肺炎主要表现为肺间质纤维化。

（七）消化系统表现　约30%患者有食欲不振、恶心、呕吐、腹痛、腹泻、便血等多种症状；20%～30%病例有肝大，但出现黄疸者少见；少数病例可有急腹症发作，如胰腺炎、肠穿孔、肠梗阻等。

（八）神经系统表现约20%患者有神经系统损害，多见于疾病后期，常见的有脑炎、脑膜炎、脑出血、脊髓炎及癫痫样发作（以大发作多见）等，患者有剧烈头痛、呕吐、颈项强直、偏瘫、抽搐、昏迷、出现病理反射等临床表现；周围神经病变较少见；此外，临床上严重头痛可以是SLE首发症状。

（九）血液系统表现　6%～15%患者可有自身免疫性溶血性贫血，5%患者可有严重血小板减少性紫癜，约半数患者的血白细胞数在（2~4.5）$\times 10^9$/L。最常见的血液异常是正常色素细胞性贫血。

（十）其他　约15%患者有眼底病变，多为视网膜出血，视神经乳头充血、水肿、萎缩等。约半数以上病例有局部或全身淋巴结肿大，以颈部及腋下淋巴结肿大为多见，病理活检可显示坏死性淋巴结炎病变。

【辅助检查】

（一）一般检查　周围血象中红细胞、白细胞、血小板常减少。几乎所有患者尿液中不同程度地出现蛋白、红细胞及管型。血沉增快十分突出，特别在急性发作期尤为明显。血清总蛋白及白蛋白降低，γ球蛋白增高，白蛋白/球蛋白比例倒置。

（二）免疫学检查

1.狼疮细胞　约60%患者的周围血液或骨髓中可找到狼疮细胞，为一较大的中粒细胞内含有紫红色均匀体，其细胞核被挤在一边。但狼疮细胞阳性不是特异性的，在类风湿关节炎、皮肌炎、硬皮病等疾病中也可找到。

2.自身抗体　①抗核抗体（ANA）：对SLE敏感性为95%，如多次为阴性，则SLE的可能性不大，是目前最佳的SLE筛选试验，已代替了狼疮细胞检查，但对SLE特异性差，在类风湿关节炎、皮肌炎、硬皮病等疾病中均可有较高的阳性率。②抗双链DNA抗体：对SLE特异性高，但阳性率在65%左右。一般认为，若抗核抗体测定和抗双链DNA抗体测定均为阳性，则有利于本病诊断。③

抗酸性核蛋白（Sm）抗体：约在30%SLE病例中阳性。

3.类风湿因子20%～40%病例可出现阳性反应。

4.补体血总补体（CH_{50}）、C_3、C_4含量降低可间接反应循环免疫复合物含量增加，与病情活动有关，补体分解物$C_{3a}C_{5a}$增加也代表病情活动。

（三）肾穿刺活组织检查　本方法所提供的病理诊断对治疗狼疮性肾炎和估计预后有价值。

（四）皮肤狼疮试验用免疫荧光方法观察患者皮肤的表皮与真皮连接处有无免疫球蛋白的沉着，如有则为阳性。SLE阳性率为50%～70%。IgG沉着较IgM沉着更具有诊断意义。

【诊断】

美国风湿病学会于1982年制订的SLE分类标准，对诊断SLE很有价值，具体标准如下：①颧部红斑：遍及颧部的扁平或高出皮肤固定性红斑，常不累及鼻唇沟部位；②盘状红斑：面部的隆起红斑上覆有角质性鳞屑和毛囊栓塞，旧病灶可有皮肤萎缩性瘢痕；③光敏感：日光照射引起皮肤过敏；④口腔溃疡：口腔或鼻咽部无痛性溃疡；⑤关节炎：非侵蚀性关节炎，累及2个或2个以上的周围关节，特征为关节的肿、痛或渗液；⑥浆膜炎：胸膜炎或心包炎；⑦肾脏病变：蛋白尿>0.5g/d，或细胞管型（可为红细胞、血红蛋白、颗粒管型或混合性管型）；⑧神经系统异常：抽搐（非药物或代谢紊乱，如尿毒症、酮症酸中毒或电解质紊乱所致），或精神病（非药物或代谢紊乱，如尿毒症、酮症酸中毒或电解质紊乱所致）；⑨血液学异常：溶血性贫血伴网织红细胞增多，或白细胞减少<4×10^9/L，至少2次，或淋巴细胞减少<1.5×10^9/L，至少2次，或血小板减少<100×10^9/L（除外药物影响）；⑩免疫学异常：狼疮细胞阳性，或抗双

链 DNA 抗体阳性，或抗 Sm 抗体阳性，或梅毒血清试验假阳性；⑪抗核抗体阳性：免疫荧光抗核抗体滴度异常或相当于该法的其他试验滴度异常，排除药物性狼疮。在上述 11 项中，符合 4 项或 4 项以上者即可诊断为 SLE，其特异性为 98%，敏感性为 97%。

由于本病可能累及的器官较多，临床表现多种多样，特别是在以某一器官的损害为主而作为最初表现时，应重视与其他疾病相鉴别。如以关节炎或关节痛为主要表现时，应与类风湿关节炎及风湿性关节炎相鉴别；以肾损害为主时，应与慢性肾炎、肾病综合征相鉴别；以肝脾肿大为主要表现时，应与慢性肝炎、肝硬化相鉴别；以肺炎及胸膜炎为主要表现时，应与感染性肺炎及胸膜炎相鉴别。此外，因患者多有长期发热的病史，故尚需与结核病、败血症等相鉴别。

【治疗】

治疗原则是对活动且病情重者，应用有效药物控制，并根据病情轻重、疾病活动度、受损器官而制订治疗方案，病情缓解后则接受维持性治疗。

（一）一般治疗　①急性活动期患者应以卧床休息为主，慢性期或病情稳定的患者可以适当工作，并注意劳逸结合；②有感染时应积极治疗，手术及创伤性检查前宜用抗生素预防感染；③无论有无光过敏，均应避免阳光暴晒和紫外线照射，如夏天戴帽子及穿长袖衣服；④避免使用可能诱发狼疮的药物，如避孕药等；⑤注重心理治疗。

（二）轻型 SLE 的治疗　轻型 SLE 约占 25%。本型可有疲倦、关节痛、肌肉痛、皮疹等轻微症状，但无重要脏器损害。关节肌肉疼痛者可用非甾体类抗炎药双氯芬酸 25 mg，每日 3 次口服。如出现皮疹，可用抗疟药氯喹 250 mg，每日 1 次口服，治疗 3～4 周。并对光敏感及关节症状也有一定效果。皮疹还可用 10g/L（1%）的醋酸氢化可的松软膏外涂局部治疗。

（三）重型 SLE 的治疗　重型 SLE 患者 SLE 活动程度较高，病情较严重，患者每有发热、乏力等全身症状，实验室检查有明显异常。重型 SLE 的治疗分为诱导缓解和巩固治疗两个阶段。

1. 诱导缓解　目的在于迅速控制病情，阻止或逆转内脏损害，力求疾病完全缓解（包括血清学、症状和受损器官的功能恢复）。多数患者的诱导缓解期需要半年至 1 年。

1）肾上腺糖皮质激素（激素）：是治疗 SLE 的基础药，具有强有力的抗炎作用和免疫抑制作用，能缓解急性期症状，逆转病情。对于不甚严重病例，可先试用大剂量泼尼松 1 mg /（kg·d），晨起顿服。若有好转，继续服至 8 周，然后逐渐减量，每 1~2 周减 10%，减至 0.5mg /（kg·d），减药速度可按病情适当调慢，病情稳定后尽可能过渡到隔日 1 次给药，如病情允许，维持治疗的激素剂量尽量小于 10mg，一直减到最小量作维持治疗。

2）细胞毒性药物：主要适用于，①激素减量后疾病易复发者；②虽然激素治疗有效，但用量过大出现严重副作用者；③有狼疮性肾炎、脑病等重型患者难以用激素控制者。目前常用的药物如下。

（1）环磷酰胺：是目前治疗 SLE 最有效的药物之一，能有效地诱导疾病缓解，阻止和逆转病变的发展。临床现多采用环磷酰胺冲击疗法，每次剂量 10～16mg / kg，加入 9g / L（0.9%）的氯化钠溶液 200ml 内，缓慢静脉滴注，时间在 1 h 以上。一般每 4 周冲击 1 次，对病情危重者每 2 周冲击 1 次，冲击 6 次后，改为每 3 个月冲击 1 次，至活动静止后 1 年，才停止冲击。环磷酰胺冲击疗法的副作用主要有白细胞减少、诱发感染、性腺抑制、胃肠道反应、肝损害、脱发等。

（2）硫唑嘌呤：本药疗效不及环磷酰胺冲击疗法，尤其在控制肾和神经系统病变效果差，而对浆膜炎、血液系统、皮疹等较好，仅适应于中等度严重病例，脏器功能恶化缓慢者。剂量为 2 mg/(kg・d)，口服，分次口服。在 SLE 活动已缓解数月后，本药应减量，酌情继续服用一段时间后，可停服。副作用主要是骨髓抑制、肝损害、胃肠道反应等。

3）其他药物

（1）环孢素 A：治疗 SLE 疗效不及环磷酰胺冲击疗法，而且毒副作用大、停药后病情迅速反弹，甚至进入狼疮危象。本药仅作为治疗 SLE 的候选药物，用于足够剂量和疗程的环磷酰胺（累积量 8～10g）仍不能控制病情的顽固性 SLE。用法为 5 mg / (kg・d)，分 2 次口服，服用 3 个月，以后每月减 1mg / kg，至 3mg / （kg・d）做维持治疗。用药期间注意肝、肾功能损害及高血压、高尿酸血症、高血钾等副作用。

（2）吗替麦考酚酯：本药为免疫抑制剂，其肝、肾毒性小，无骨髓抑制作用。用法：每次 0.75～1 g，每日 2 次口服。

（3）雷公藤总苷：用法为每次 20mg，每日 3 次，病情控制后可减量或间歇疗法，一个月为 1 疗程。主要副作用是性腺抑制，尤其是引起女性卵巢功能衰竭。其他副作用有胃肠道反应、肝损害、粒细胞减少等。

2. 巩固治疗　目的在于用最少的药物防止疾病复发，尽可能使患者维持在“无病状态”。激素以最小的剂量隔日 1 次，部分患者在泼尼松 5～10mg，隔日 1 次维持一段时间后可试停药。还有些患者需要隔日口服泼尼松 15～20mg 和每日口服硫唑嘌呤 50～100mg 才能维持。重症和顽固的 SLE 在缓解后常需用环磷酰胺冲击治疗每 3 个月 1 次维持数年。

（四）狼疮危象的治疗　狼疮危象是指 SLE 出现严重的系统损害，以致危及生命，如急进性狼疮性肾炎、严重中枢神经系统损害、溶血性贫血、血小板减少性紫癜、粒细胞缺乏症、严重心脏损害、严重狼疮性肺炎、严重狼疮性肝炎、严重血管炎等。此时的治疗目的为挽救生命、保护受累脏器、防止后遗症。患者度过狼疮危象后，可按重型 SLE 继续诱导缓解和巩固维持治疗。

1. 甲泼尼龙冲击疗法可用甲泼尼龙 1 g，加入 50g/L（5%）的葡萄糖液 250 ml，缓慢静脉滴注 1～2 h，每日 1 次，连用 3 d 为一个疗程，疗程间隔期 5 d 以上，间隔期和冲击治疗后每日口服泼尼松 0.5～1 mg/kg，可较快地控制病情。由于用药剂量很大，应特别注意引起感染、高血压、心律失常、上消化道出血、高血糖、水钠潴留等副作用。甲泼尼龙冲击疗法需与环磷酰胺冲击疗法配合使用，以防病情复发。

2. 静脉输注大剂量免疫球蛋白　大剂量免疫球蛋白具有对 SLE 免疫治疗作用及非特异性抗感染作用。适用于病情严重而体质极度衰弱者或并发全身性严重感染者。对危重的难治性 SLE 颇有效果。用法为每日剂量 0.4g / kg，静脉滴注，连用 3～5 d 为 1 疗程。

3. 对症治疗　针对狼疮危象患者的各系统严重损害的具体情况进行对症治疗。发生肾功能不全者进行透析疗法，心功能不全者抗心力衰竭治疗，严重溶血性贫血者在甲泼尼龙冲击治疗的基础上输注红细胞，严重低蛋白血症者补充白蛋白，癫痫大发作时应用抗癫痫药物等。

第九章　感染性疾病

第一节　流行性感冒

流行性感冒（influenza，简称流感）是流感病毒引起的急性呼吸道感染，也是一种传染性强、传播速度快的疾病。其主要通过空气中的飞沫、人与人之间的接触或与被污染物品的接触传播。典型的临床症状是：急起高热、全身疼痛、显著乏力和轻度呼吸道症状。一般秋冬季节是其高发期，所引起的并发症和死亡现象非常严重。

【病因】

本病病原体为流感病毒。传染源主要是急性期患者，其次是隐性感染者。传播途径主要是通过空气飞沫传播。人群对流感普遍存在易感性，病后有一定的免疫力。流感传播迅速，流行广泛，发病数多而流行期短，流行无明显季节性，但以冬季较为多见。甲型流感病毒新亚型的出现，常引起世界性大流行。

【临床表现】

潜伏期为1～3d，最短仅为数小时。

（一）临床类型

1. 单纯型流感　最为常见。急起畏寒、发热，体温在发病后数小时至24 h内可达39～40℃，伴有头痛、乏力、食欲不振、全身酸痛等症状，以及鼻塞、流涕、咽痛、干咳等上呼吸道症状。热程一般3～4d，退热后全身症状好转，但上呼吸道症状常持续1～2周后才逐渐消失，体力恢复较慢。轻症者类似普通感冒而容易被忽视。年长儿及青壮年表现大多典型；婴幼儿流感往往波及下呼吸道，病情较严重，小婴儿可能因痰液黏稠而发生呼吸道梗阻；新生儿流感常表现嗜睡、拒食和呼吸暂停，但发热和咳嗽并不明显。

2. 肺炎型流感　主要发生于老年、幼儿或有较重的基础疾病与免疫抑制剂治疗者。轻症者发病时类似单纯流感，但发热持续时间较长，咳嗽、胸痛较剧，咯片块状淡灰色黏痰。肺部体征较少，胸部 X 线检查可见炎性阴影。一般在 1～2 周后症状逐渐消失肺部炎症消散。重症者有高热、剧咳、血痰、气急、发绀，可并发心力衰竭。肺部可闻及中小水泡音，但无实变体征，X 线检查见两肺散在絮状或点片状阴影，由肺门向四周扩展。病程可延长至 3～4 周。婴幼儿、老年人或孕妇可因肺炎引起心功能不全或呼吸衰竭而死亡。

3. 中毒型和胃肠型　流感中毒型极为少见，主要表现为高热、循环障碍、血压下降、休克及弥散性血管内凝血（DIC）等严重症状，病死率高。胃肠型则以呕吐、腹泻为特征。

（二）并发症　本病易于继发细菌性上呼吸道感染（如急性鼻窦炎或化脓性扁桃体炎）、气管炎、支气管炎或肺炎。流感病毒还可引起 Reye 综合征、脑膜炎、脑炎、心肌炎、心包炎、肾炎和腮腺炎等。

【辅助检查】

（一）血常规检查　急性期周围血白细胞总数减少，淋巴细胞比例增高。如合并细菌感染则白细胞总数及中性粒细胞比例增高。

（二）病毒抗原检测　取患者鼻洗液中的黏膜上皮细胞涂片，用免疫荧光染色或酶联免疫吸附试验法检测病毒抗原，具有快速、灵敏度高的优点，有助于早期诊断。

（三）血清抗体检测　取急性期及病后 3～4 周的双份血清，采用血凝抑制试验或酶联免疫吸附试验等方法测定流感病毒抗体滴度，4 倍以上增长有诊断价值。主要用于回顾性诊断和流行病学调查。

（四）病毒分离　取第 1～3 病日含漱液或咽部拭子，经处理后接种于敏感细胞或鸡胚羊膜腔内，一般 3～5 d 即可获得阳性结果。

（五）病毒核酸检测　目前多用聚合酶链反应（PCR）方法，敏感性高，但不作为常规诊断方法。

【诊断】

在流行期间，根据本病发热等全身中毒症状较重而呼吸道症状较轻等临床特征，结合本病疫情和流行特征，诊断一般不难，但首发病例、轻型病例及非流行期散发病例则不易诊断，应注意与其他病毒性呼吸道感染等疾病相鉴别，进行实验室辅助检查有助明确诊断。

【治疗】

（一）一般治疗　卧床休息，多饮水，给予易消化的流质或半流质饮食，补充多种维生素，保持鼻咽及口腔清洁，预防并发症。高热、呕吐者予以静脉补液。有高热、烦躁及头痛者应予对症治疗，给予阿司匹林、索米痛、地西泮等。

（二）抗病毒治疗　目前尚无确切有效的抗流感病毒药物。

一般选用下列药物：

1. 金刚烷胺和金刚乙胺　可抑制甲型流感病毒进入细胞，仅对甲型流感有效。早期用药效果好，发病 48 h 内开始给药可使病毒排出量减少，排毒时间缩短，临床症状减轻，1～2d 即可退热，并可防止感染向下呼吸道蔓延，减少肺炎发生。发病 48 h 后用药疗效较差。金刚烷胺用量为每日 200mg（小儿 4～5mg/kg），分 2 次口服，疗程 3～5d。有口干、头晕、嗜睡、失眠、易激动、注意力分散和共济失调等轻度副作用，一般在用药后数小时出现。金刚乙胺抗病毒活性比金刚烷胺高 2～4 倍，半衰期较长，口服同等剂量时，其血浆平均浓度较金刚烷胺高 1 倍，神经系统副作用明显低于金刚烷胺，可有胃肠道反应，治疗剂量为每日 200mg，分 2 次口服，疗程 3～5 d。对肾功能不全者用药剂量酌减，老年患者也应减少剂量（100mg / d)。

2. 利巴韦林　对各型流感均有一定疗效。可采取利巴韦林 2～5 mg/ml（生理盐水）滴鼻或 20mg / ml 雾化吸入，每日 3～4 次，并可同时用口含片 50~100 mg，每 2～3 h 1 次，连续 2～3 d。重症肺炎型流感则应以利巴韦林每日 10～15 mg/kg，分 2 次静脉缓慢滴注，疗程 3`5d。

3. α-干扰素　采用其片剂舌下含化，每日 1～2 片，疗程 3～5d。亦可用生理盐水稀释后雾化吸入或滴鼻，每日 2～3 次。

4. 其他药物　国外报道，甲型、乙型流感病毒的选择性神经氨酸酶抑制剂扎那米韦、奥司他韦等药物，目前正在观察试用。

（三）继发细菌性感染的治疗　如继发细菌性肺炎等应给予适当的抗菌治疗。

第二节　病毒性肝炎

毒性肝炎（viralhepatitis）是由多种不同肝炎病毒引起的一组以肝脏病害为主的传染病，根据病原学诊断，肝炎病毒至少有 5 种，即甲、乙、丙、丁、戊型肝炎病毒，分别引起甲、乙、丙、丁、戊型病毒性肝炎，即甲型肝炎(hepatitis

A)、乙型肝炎（hepatitis B)、丙型肝炎（hepatitis C)、丁型肝炎（hepatitis D）及戊型肝炎（hepatitis E)。 另外一种称为庚型病毒性肝炎，较少见。

【病因】

本病病原体为肝炎病毒。甲型和戊型肝炎的传染源是急性患者和亚临床感染者。乙型、丙型和丁型肝炎的传染源主要是急、慢性患者及病毒携带者。甲型和戊型肝炎都以粪口为主要传播途径。乙型、丙型和丁型肝炎传播途径包括输血及血制品，使用污染的注射器或针头，生活上的密切接触，母婴垂直传播。甲型肝炎多在秋冬季发病，乙型肝炎四季散在发生。丙型肝炎主要为散发病例，但甲型、戊型肝炎可因食物或水源污染而呈暴发流行，乙型肝炎表现出明显的家庭聚集性。近年发现的庚型肝炎病毒（GBV）和经血传播病毒（TTV）可能与病毒性肝炎有关，但是否为肝炎病毒尚未定论。GBV 主要经血传播。TTV 也是经血传播，但从唾液和粪便中也可检测到，TTV，提示有可能经粪口或其他途径传播。

【临床表现】

潜伏期甲型肝炎 15~45 d（平均为 30 d)，乙型肝炎 1。6 月（平均为 70d)，丙型肝炎 15 d 至 6 月（平均为 50d)，丁型肝炎 4～20 周，戊型肝炎 10～70d（平均为 40d)。丙型肝炎的临床表现参见后文诊断部分所介绍的丙型肝炎的临床诊断依据之有关内容。

【辅助检查】

（一）肝功能检查

1. 血清酶的检测　急性肝炎检测血清丙氨酸氨基转移酶（ALT）可见明显升高，慢性肝炎 ALT 可持续或反复异常，重型肝炎可因肝细胞大量坏死反而降低。

此外，检测天冬氨酸氨基转移酶（AST）、谷氨酰转移酶（1-GT）、乳酸脱氢酶（LDH）均有一定参考价值。

2.血清蛋白检测　血清总蛋白及白蛋白（A）/球蛋白（G）比值，长期异常时提示为慢性肝功能损害，有助于慢性肝炎和肝硬化的诊断。

3.血清胆红素检测　黄疸型肝炎时血清直接及间接胆红素均增高。

4.凝血酶原时间检测凝血酶原时间比正常对照延长 1 倍以上，或凝血酶原活动度<40%时提示肝损害严重。

（二）病原学检查　进行病原学检查有助于病原诊断，各型肝炎的病原学检查参见后文诊断部分所介绍的各型肝炎的病原学诊断依据之有关内容。

（三）其他检查根据病情需要可进行 B 超、肝脏穿刺等检查。

【诊断】

（一）各型肝炎的临床诊断依据

1.急性肝炎

1）急性无黄疸型肝炎：应根据流行病学史、临床症状、体征、化验及病原学检测结果综合判断，并排除其他疾病。①流行病学史：如密切接触史和注射史等。密切接触史是指与确诊病毒性肝炎患者（特别是急性期）同吃、同住、同生活或经常接触肝炎病毒污染物（如血液、粪便）或有性接触而未采取防护措施者。注射史是指在半年内曾接受输血、血液制品及用未经严格消毒的器具注射药物、免疫接种和针刺治疗等。②症状：指近期内出现的、持续几天以上但无其他原因可解释的症状，如乏力、食欲减退、恶心等。③体征：指肝大并有压痛、肝区叩击痛，部分患者可有轻度脾肿大。④化验：主要指血清 ALT 升高。⑤病原学检测阳性。凡化验阳性，且流行病学史、症状和体征 3 项中有 2

项阳性或化验及体征（或化验及症状）均明显阳性，并排除其他疾病者可诊断为急性无黄疸型肝炎。凡单项血清 ALT 升高，或仅有症状、体征，或有流行病学史及②、③、④3 项中有 1 项阳性者，均为疑似病例。对疑似病例应进行动态观察或结合其他检查（包括肝组织病理学检查）作出诊断。疑似病例如病原学诊断阳性，且除外其他疾病者可确诊。

2）急性黄疸型肝炎：凡符合急性肝炎诊断条件，血清胆红素>17.1μmol／L，或尿胆红素阳性，并排除其他原因引起的黄疸，可诊断为急性黄疸型肝炎。

2. 慢性肝炎　急性肝炎病程超过半年，或原有乙型、丙型、丁型肝炎或 HBsAg 携带史，本次又因同一病原再次出现肝炎症状、体征及肝功能异常者可以诊断为慢性肝炎。发病日期不明或虽无肝炎病史，但肝组织病理学检查符合慢性肝炎，或根据症状、体征、体验及 B 超检查综合分析，亦可做出相应诊断。

为反映肝功能损害程度，慢性肝炎临床上可分为轻、中、重 3 度。

1）轻度：临床症状、体征轻微或缺如，肝功能指标仅 1 或 2 项轻度异常。

2）中度：症状、体征、实验室检查居于轻度和重度之间。

3）重度：有明显或持续的肝炎症状，如乏力、食欲缺乏、腹胀、尿黄、便溏等，伴有肝病面容、肝掌、蜘蛛痣、脾肿大并排除其他原因，且无门静脉高压症者。实验室检查血清 ALT 和（或）AST。反复或持续升高，白蛋白降低或白蛋白／球蛋白（A／C）比值异常、丙种球蛋白明显升高。除前述条件外，乳白蛋白≤32g/L、胆红素大于 5 倍正常值上限、凝血酶原活动度为 40%～60%、胆碱酯酶<2500U／L，4 项检测中有 1 项达上述程度者即可诊断为重度慢性肝炎。

3. 重型肝炎

1）急性重型肝炎：以急性黄疸型肝炎起病，≤2 周出现极度乏力，消化道症状明显，迅速出现Ⅱ度以上（按Ⅳ度划分）肝性脑病，凝血酶原活动度低于40%并排除其他原因者，肝浊音界进行性缩小，黄疸急剧加深；或黄疸很浅，甚至尚未出现黄疸，但有上述表现均应考虑本病。

2）亚急性重型肝炎：以急性黄疸型肝炎起病，15 d至24周出现极度乏力，消化道症状明显，同时凝血酶原时间明显延长，凝血酶原活动度低于40%并排除其他原因者，黄疸迅速加深，每日上升≥17.1 μmool / L或血清胆红素大于正常值10倍，首先出现Ⅱ度以上肝性脑病者，称脑病型（包括脑水肿、脑疝等）；首先出现腹水及其相关症候（包括胸腔积液等）者，称为腹水型。

3）慢性重型肝炎：其发病基础有，①慢性肝炎或肝硬化病史；②慢性重型肝炎病毒携带史；③无肝病史及无HBsAg携带史，但有慢性肝病体征（如肝掌、蜘蛛痣等）、影像学改变（如脾脏增厚等）及生化检测改变者（如丙种球蛋白升高，A / G比值下降或倒置）；④肝组织病理学检查支持慢性肝炎。慢性乙型或丙型肝炎，或慢性HBsAg携带者重叠甲型、戊型或其他型肝炎病毒感染时要具体分析，应除外由甲型、戊型或其他型肝炎病毒引起的急性或亚急性重型肝炎。慢性重症肝炎起病时的临床表现同亚急性重型肝炎，随着病情发展而加重，达到重型肝炎诊断标准（凝血酶原活动度低于40%，血清胆红素大于正常值10倍）。

为便于判定疗效及估计预后，亚急性重型和慢性重型肝炎可根据其临床表现分为早、中、晚3期。

1）早期：符合重型肝炎的基本条件，如严重乏力及消化道症状，黄疸迅速加深，血清胆红素大于正常值10倍，凝血酶原活动度≤40%～30%，或经病理学证实，但未发生明显的脑病，亦未出现腹水。

2）中期：有Ⅱ度肝性脑病或明显腹水、出血倾向（出血点或瘀斑），凝血酶原活动度≤30%~20%。

3）晚期：有难治性并发症，如肝肾综合征、消化道大出血、严重出血倾向（注射部位瘀斑等）、严重感染、难以纠正的电解质紊乱或Ⅱ度以上肝性脑病、脑水肿，凝血酶原活动度≤20%。

4.淤胆型肝炎　起病类似急性黄疸型肝炎，但自觉症状常较轻，皮肤瘙痒，粪便灰白，常有明显肝脏肿大，肝功能检查血清胆红素明显升高，以直接胆红素为主，凝血酶原活动度>60%或应用维生素K肌肉注射后1周可升至60%以上，血清胆汁酸、γ-谷氨酰转肽酶、碱性磷酸酶、胆固醇水平可明显升高，黄疸持续3周以上，并除外其他原因引起的肝内外梗阻性黄疸者，可诊断为急性淤胆型肝炎。在慢性肝炎基础上发生上述临床表现者，可诊断为慢性淤胆型肝炎。

5.肝炎肝硬化

1）肝炎肝纤维化：主要根据肝组织病理学检查结果诊断，B超检查结果可供参考。B超检查表现为肝实质回声增强、增粗，肝脏表面不光滑，边缘变钝，肝脏、脾脏可增大，但肝表面尚无颗粒状，肝实质尚无结节样改变。肝纤维化的血清学指标如透明质酸（HA）、Ⅲ型前胶原（PC-Ⅲ）、Ⅳ型胶原（Ⅳ-C）、层连蛋白（LN）4项指标与肝纤维化分期有一定相关性，但不能代表纤维沉积于肝组织的量。

2）肝炎肝硬化：是慢性肝炎的发展结果，肝组织病理学表现为弥漫眭肝纤维化及结节形成。两者必须同时具备才能诊断。①代偿性肝硬化：指早期肝硬化，一般属Child-PughA级。虽可有轻度乏力、食欲减少或腹胀症状，但无明显肝功能衰竭表现。人血清白蛋白降低，但仍≥35 g / L，胆红素≤35 μmol / L，凝血酶原活动度多大于 60%。血清 ALT 及 AST 轻度升高，AST 可高于 ALT，γ-谷氨酰转肽酶可轻度升高。可有门静脉高压症，如轻度食管静脉曲张，但无腹水、肝性脑病或上消化道出血。②失代偿性肝硬化：指中晚期肝硬化，一般属 Child-PughB、C 级。有明显肝功能异常及失代偿征象，如人血白蛋白<35g / L，A / G<1.0，明显黄疸，胆红素>35 μmol / L，ALT 和 AST 升高，凝血酶原活动度<60%。患者可出现腹水、肝性脑病及门静脉高压症引起的食管、胃底静脉明显曲张或破裂出血。

根据肝脏炎症活动情况，可将肝硬化区分为，①活动性肝硬化：慢性肝炎的临床表现依然存在，特别是 ALT 升高；黄疸，白蛋白水平下降，肝质地变硬，脾进行性增大，并伴有门静脉高压症。②静止性肝硬化：ALT 正常，无明显黄疸，肝质地硬，脾大，伴有门静脉高压症， 人血白蛋白水平低。

肝硬化的影像学诊断：B 超检查见肝脏缩小，肝表面明显凹凸不平，锯齿状或波浪状，肝边缘变钝，肝实质回声不均、增强，呈结节状，门脉和脾门静脉内径增宽，肝静脉变细扭曲、粗细不均，腹腔内可见液性暗区。

（二）各型病毒性肝炎病原学诊断依据

1. 甲型肝炎　急性肝炎患者血清抗-HAVIgM 阳性，可确诊为 HAV 近期感染。在慢性乙型肝炎或自身免疫性肝病患者血清中检测抗-HAVIgM 阳性时，判断 HAV 重叠感染应慎重，须排除类风湿因子（RF）及其他原因引起的假阳性。接种甲型肝炎疫苗后 2～3 周 8%～20%，接种者可产生抗-HAVIgM，应注意鉴别。

2. 乙型肝炎　有以下任何 1 项阳性，可诊断为现症 HBV 感染：①血清 HBsAg 阳性；②血清 HBVDNA 阳性；③血清抗-HBCIgM 阳性；④肝内 HBCAg 和（或）HBsAg

阳性，或 HBVDNA 阳性。

1）急性重型肝炎的诊断：必须与慢性乙型肝炎急性发作鉴别。诊断急性乙型肝炎可参考下列动态指标：①HBsAg 滴度由高到低，HBsAg 消失后抗一 HBs 阳转；②急性期抗-HBCIgM 滴度高，抗-HBCIgG 阴性或低水平。

2）慢性乙型肝炎的诊断：临床符合慢性肝炎，并有 1 种以上现症 HBV 感染标志阳性。

3）慢性 HBsAg 携带者的诊断：无任何临床症状和体征，肝功能正常，HBsAg 持续阳性 6 个月以上者。

3. 丙型肝炎

1）急性丙型肝炎的诊断：临床符合急性肝炎，血清或肝内 HCV RNA 阳性，或抗-HCV 阳性，但无其他型肝炎病毒的急性感染标志。

2）慢性丙型肝炎的诊断：临床符合慢性肝炎，除外其他型肝炎，血清抗-HCV 阳性，或血清和（或）肝内｝iCVRNA 阳性。

4. 丁型肝炎

1）急性丁型肝炎的诊断：①急性 HDV、HBV 同时感染。急性肝炎患者，除急性 HBV 感染标志阳性外，血清抗-HDVIgM 阳性，抗-HDV IgG 低滴度阳性；或血清和（或）肝内 HDV 舷及 HDVRNA 阳性。②HDV、HBV 重叠感染。慢性重型肝炎病人或慢性 HBsAg 携带者，血清 HDV RNA 和（或）HDVAg 阳性，或抗-HDVIgM 和抗-HDVIgG 阳性，肝内 HDVRNA 和（或）肝内 HDVAg 阳性。

2）慢性丁型肝炎的诊断：临床符合慢性肝炎，血清抗-HDVIgG 持续高滴度，HDVRNA 持续阳性，肝内 HDVRNA 和（或）HDVAg 阳性。

5. 戊型肝炎　急性肝炎患者血清抗-HEV 阳性或滴度由低到高，或抗-HEV

阳性>1：20，或斑点杂交法或反转录聚合酶链反应法（RT-PCR）检测血清和（或）粪便 HEV RNA 阳性。目前抗-HEVIgM 的检测试剂尚未标准化，仍需继续研究，但抗-HEVIgM 检测可作为急性戊型肝炎诊断的参考。

（三）确立诊断　凡临床诊断为急性、慢性、重型、淤胆型肝炎或肝炎肝硬化病例，经病原学或血清学特异方法确定为某一型的肝炎时即可确诊。两种或两种以上肝炎病毒同时感染者称为同时感染。在已有一种肝炎病毒感染基础上，又感染另一型肝炎病毒称为重叠感染。

确诊的肝炎病例命名是以临床分型与病原学分型相结合，肝组织病理学检查结果附后。例如：

1.病毒性肝炎，甲型（或甲型和乙型同时感染），急性黄疸型（或急性无黄疸型）。

2.病毒性肝炎，乙型（或乙型和丁型重叠感染），慢性（中度），G_2S_3（即炎症活动程度 2；纤维化程度 3）。

3.病毒性肝炎，丙型，亚急性重型，腹水型，早期（或中期或晚期）。

4.HBsAg 携带者近期感染另一型肝炎病毒时可命名如下：①病毒性肝炎，甲型，急性黄疸型；②HBsAg 携带者。

对甲、乙、丙、丁、戊 5 型肝炎病毒标志均阴性者可诊断为：①急性肝炎，病因未定；②慢性肝炎，病因未定。

（四）组织病理学诊断　组织病理学检查在肝脏疾病的诊断、分类及预后判定上占有重要地位，是明确诊断、衡量炎症活动度、纤维化程度以及判定药物疗效的金标准。为避免因穿刺组织太小给正确诊断带来困难，力求用粗针穿刺，标本长度须在 1cm 以上（1.5～2.5cm）。至少在镜下包括 3 个汇管区。肝穿刺标本应做连续切片，常规做苏木精一伊红（HE）及网状纤维和（或）Masson3色染色，以准确判断肝内炎症、肝组织结构改变及纤维化程度等。根据需要可开展肝组织内病毒抗原或核酸的原位检查，以助确定病原及病毒复制状态。病理医生要加强肝脏病变的基本训练，力求对病变定性正确，划分程度恰当，并密切与临床相结合，以保证组织病理学诊断的准确性。

1. 急性肝炎　急性肝炎为全小叶性病变，主要表现为肝细胞肿胀、水样变性及气球样变，夹杂以嗜酸性变、凋亡小体形成及散在的点、灶状坏死，同时健存肝细胞呈现再生，胞核增大，双核增多或出现多核；窦库普弗细胞增生，窦内淋巴细胞、单核细胞增多；汇管区呈轻至中度炎症反应；肝内无明显纤维化。有的肝组织内可见淤胆，肝毛细胆管内形成胆栓、坏死灶及窦内有含黄褐色素的吞噬细胞聚集。上述改变在黄疸型患者较为明显。

2. 慢性肝炎

1）慢性肝炎的基本病变：小叶内除有不同程度肝细胞变性和坏死外，汇管区及汇管区周围炎症常较明显，常伴不同程度的纤维化，主要病变为炎症坏死及纤维化。

（1）炎症坏死：常见有点、灶状坏死，融合坏死，碎屑坏死及桥接坏死，后两者与预后关系密切，是判断炎症活动度的重要形态学指标。①碎屑坏死（PN)：又称界面肝炎，系肝实质和汇管区或间隔交界带的炎症坏死，特点为单个核细胞浸润，交界带肝细胞坏死，肝星状细胞增生，可致局部胶原沉积和纤维化。依病变程度可分为轻、中、重度，是判定小叶炎症活动度的重要指标之一。轻度：发生于部分汇管区，界板破坏范围小，界面肝炎局限；中度：大部分汇管区受累，界板破坏可达50%，界面肝炎明显；重度：炎症致汇管区扩大，

PN 广泛。炎症坏死深达小叶中带，致小叶边界严重参差不齐，可致汇管区周围较广泛胶原沉积。②桥接坏死（BN）：为较广泛的融合性坏死，根据坏死连接部位不同分 3 类：汇管区一汇管区（P-P）BN：主要由汇管区炎症及 PN 发展形成；汇管区一小叶中央区（P-C）BN：沿肝腺泡 3 区小叶中央与汇管区炎症、坏死互相融合，常致小叶结构破坏；中央-中央（C-C）BN：两个小叶中心带的坏死相融合。BN 常导致桥接纤维化，与预后密切相关。BN 的多少是诊断中、重度慢性肝炎的重要依据之一。

（2）纤维化：指肝内有过多胶原沉积，依其对肝结构的破坏范围、程度和对肝微循环影响的大小划分为 1～4 期（$S_{1\sim4}$）：S_1 包括汇管区、汇管区周围纤维化和局限窦周纤维化或小叶内纤维瘢痕，两者均不影响小叶结构的完整性；S_2：纤维间隔即桥接纤维化，主要由桥接坏死发展而来，S_2 虽有纤维间隔形成，但小叶结构大部分仍保留；S_3：大量纤维间隔，分隔并破坏肝小叶，致小叶结构紊乱，但尚无肝硬化。此期一部分患者可出现门静脉高压和食管静脉曲张；S_4：早期肝硬化，肝实质广泛破坏，弥漫性纤维增生，被分隔的肝细胞癌呈不同程度的再生及假小叶形成。此期炎症多尚在进行，纤维间隔宽大疏松，改建尚不充分。这与肝硬化不同，在肝硬化时，纤维间隔包绕于假小叶周围，间隔内胶原及弹力纤维经改建，多环绕假小叶呈平行排列。

2）慢性肝炎病变的分级、分期：将炎症活动度及纤维化程度分别分为 1～4 级（G）和 1～4 期（S）。炎症活动度按汇管区、汇管区周围炎症及小叶内炎症程度定级，当两者不一致时，总的炎症活动度（G）以高者为准。

3）慢性肝炎的程度划分：慢性肝炎按活动度（G）可分为轻、中、重三度，并应标明分期（S）。

（1）轻度慢性肝炎（相当于原慢性迁延性肝炎及轻型慢性活动性肝炎），$G_{1\sim2}S_{0\sim1}$：①肝细胞变性，点、灶状坏死或凋亡小体；②汇管区有（无）炎症细胞浸润、扩大，有或无局限性碎屑坏死（界面肝炎）；③小叶结构完整。

（2）中度慢性肝炎（相当于原中型慢性活动性肝炎），G_3，$S_{1\cdot3}$：①汇管区炎症明显，伴中度碎屑坏死；②小叶内炎症严重，中西医结合内搏斗手册合坏死或伴少数桥接坏死；③纤维间隔形成，小叶结构大部分保存。

（3）重度慢性肝炎（相当于原重型慢性活动性肝炎），G_4，$S_{2\sim4}$：①汇管区炎症严重或伴重度碎屑坏死；②桥接坏死累及多数小叶；③大量纤维间隔，小叶结构紊乱，或形成早期肝硬化。

4）慢性肝炎的组织病理学诊断：组织病理学诊断包括病因（根据血清或肝组织的肝炎病毒学检测结果确定病因）、病变程度及分级分期结果。例如：病毒性肝炎，乙型，慢性，中度，G_3/S_4；病毒性肝炎，乙型+丙型，慢性，重度，G_4/S_3。

3.重型病毒性肝炎

1）急性重型肝炎：肝细胞呈一次性坏死，坏死面积≥肝实质的2/3，或亚大块性坏死，或桥接坏死，伴存活肝细胞的重度变性；坏死面积〉肝实质2/3者，多不能存活；反之，肝细胞保留50%以上，肝细胞虽有变性及功能障碍，度过急性阶段，肝细胞再生迅速，可望恢复。如发生弥漫性小泡性脂肪变性，预后往往较差。

2）亚急性重型肝炎：肝组织新、旧不一的亚大块坏死（广泛的3区坏死），较陈旧的坏死区网状纤维塌陷，并可有胶原纤维沉积，残留肝细胞增生成团，可见大量小胆管增生和淤胆。

3）慢性重型肝炎：病变特点表现为在慢性肝病（慢性肝炎或肝硬化）的病变背景上，出现大块性（全小叶性）或亚大块性新鲜的肝实质坏死。

4. 肝硬化

1）活动性肝硬化：肝硬化伴明显炎症，包括纤维间隔内炎症，假小叶周围碎屑坏死及再生结节内炎症病变。

2）静止性肝硬化：假小叶周围边界清楚，间隔内炎症细胞少，结节内炎症轻。

【治疗】

病毒性肝炎尚无满意的治疗药物和方法，各型肝炎的治疗原则均以足够的休息、营养为主，辅以适当的药物，避免饮酒、过劳和使用损害肝脏的药物。

（一）一般治疗

1. 休息　急性肝炎的早期，应住院或就地隔离治疗并卧床休息；恢复期逐渐增加活动，但要避免过劳，以利康复。慢性肝炎活动期应适当休息，病情好转后应注意动静结合，不宜过劳。由急性肝炎或慢性肝炎转重者应卧床休息，住院治疗。

2. 营养　病毒性肝炎患者宜进食高蛋白、低脂肪、高维生素类食物，碳水化合物摄取要适量，不可过多，以免发生脂肪肝。有肝昏迷倾向者，应限制蛋白质摄入。恢复期要避免过食。绝对禁酒，不饮含有乙醇的饮料、营养品及药物。

（二）急性肝炎的治疗　急性肝炎一般为自限过程，主要采取支持与对症治疗。除休息和营养外，对有明显食欲不振、恶心呕吐影响进食，热量不足者应每日静脉滴注 100～200 g / L（10%～20%）的葡萄糖液。对于病情较重者，应防止病情重症化，及时按重型肝炎处理。确诊为急性丙型肝炎者应争取早期抗病毒治疗（见后文慢性肝炎治疗部分有关内容）。

（三）慢性肝炎的治疗　根据患者具体情况采取抗病毒、调节机体免疫功能、保护肝细胞、防止肝纤维化等。

1. 抗病毒治疗　抗病毒治疗的目的是：抑制病毒复制，减少传染性，改善肝功能，减轻肝组织病变，提高生活质量，减少或阻止肝硬化和原发性肝细胞癌的发生。

1）慢性乙型肝炎：慢性乙型肝炎治疗中抗病毒治疗是关键，只要有适应证，条件允许，就应进行规范的抗病毒治疗。我国 2005 年制订的《慢性乙型肝炎防治指南》[见中华肝脏病杂志，2005，13(12)：881～891]规定慢性乙型肝炎抗病毒治疗的一般适应证包括：①HBV DNA≥10^5拷贝 / ml(HBeAg 阴性者为≥10^4拷贝 / ml)；②AU≥2×ULN；如用干扰素治疗，ALT 应≤10×ULN，血总胆红素水平应<2×ULN；③如 ALT<2×ULN，但肝组织学显示 KnodellHAI>4，或≥G_2炎症坏死。具有①并有②或③的患者应进行抗病毒治疗；对达不到上述治疗标准者，应监测病情变化，如持续 HBVDNA 阳性，且 ALT 异常，也应考虑抗病毒治疗。应注意排除由药物、乙醇和其他因素所致的 ALT 升高，也应排除因应用降酶药物后 ALT 暂时性正常。在一些特殊病例如肝硬化，其.AST、水平可高于 ALT，对此类患者可参考 AST 水平。

我国《慢性乙型肝炎防治指南》指出抗病毒治疗的推荐意见如下：

（1）慢性 HBV 携带者和非活动性 HlBSAg 携带者：对慢性 HBV 携带者，应动员其做肝组织学检查，如肝组织学显示 Knodell HAII>4，或〉G_2炎症坏死者，需进行抗病毒治疗。如肝炎病变不明显或未做肝组织学检查者，建议暂不进行治疗。非活动性 HBsAg 携带者一般不需治疗。上述两类携带者均应每 3～6 个月进行生化学、病毒学、甲胎蛋白和影像学检查，一旦出现 ALT≥2×ULN，且同时 HBVDNA 阳性，可用 α 干扰素（INF-α）或核苷（酸）类似物治疗。

(2)HBeAg 阳性慢性乙型肝炎患者：对于 HBVDNA 定量≥$1×10^5$拷贝 / ml，ALT 水平>12×ULN 者，或 ALT<2×ULN，但肝组织学显示 Knodell HAI≥4，或≥G_2炎症坏死者，应进行抗病毒治疗。可根据具体情况和患者的意愿，选用 IFN-α（ALT 水平应<10×ULN）或核苷（酸）类似物治疗。对 HBV DNA 阳性但低于 $1×10^5$拷贝 / ml 者，经监测病情 3 个月，HBV DNA 仍未转阴，且 AIJrr 异常，则应抗病毒治疗。①普通 IFN-α：5MU（可根据患者的耐受情况适当调整剂量），每周 3 次或隔日 1 次，皮下或肌肉内注射，一般疗程为 6 个月，如有应答，为提高疗效亦可延长疗程至 1 年或更长。应注意剂量及疗程的个体化。如治疗 6 个月无应答者,可改用其他抗病毒药物。②聚二乙醇化干扰素α(PegINFα)-2a：180μg，每周 1 次，皮下注射，疗程 1 年。剂量应根据患者耐受性等因素决定。③拉米夫定：100mg，每日 1 次口服。治疗 1 年时，如 HBVDNA 检测不到（PCR 法）或低于检测下限，ALT 复常，HBeAg 转阴但未出现抗-HBe 者，建议继续用药，直至 HBeAg 血清学转换，经监测 2 次（每次至少间隔 6 个月），仍保持不变者可以停药，但停药后需密切监测肝脏生化学和病毒学指标。④阿德福韦酯：10mg，每日 1 次口服。疗程可参照拉米夫定。⑤恩替卡韦：0.5 rng（对拉米夫定耐药患者为 1 mg），每日 1 次口服。疗程可参照拉米夫定。

(3)HBeAg 阴性慢性乙型肝炎患者：对于 HBVDNA 定量≥$1×10^5$拷贝 / ml，ALT 水平≥2×ULN 者，或 ALT<2×UL N 但肝组织学显示 Knodell HAI≥4，或≥G_2炎症坏死者，应进行抗病毒治疗。由于难以确定治疗终点，因此，应治疗至

检测不出 HBV DNA（PCR 法），ALT 复常。此类患者复发率高，疗程宜长，至少为 1 年。因需在较长期治疗，最好选用 IFN-α（ALT 水平应<10×ULN）或阿德福韦酯或恩替卡韦等耐药发生率低的核苷（酸）类似物治疗。对达不到上述推荐治疗标准者，则应监测病情变化，如持续 HBVDNA 阳性，且 ALT 异常，也应考虑抗病毒治疗。①普通 IFN-α：5MU，每周 3 次或隔日 1 次，皮下或肌肉内注射，一般疗程至少 1 年。②PegINFα-2a：180μg，每周 1 次，皮下注射，疗程至少 1 年。③阿德福韦酯：10mg，每日 1 次口服，疗程至少 1 年。当监测 3 次（每次至少间隔 6 个月）HBVDNA 检测不到（PCR 法）或低于检测下限和 A 岍正常时可以停药。④拉米夫定：100mg，每日 1 次口服，疗程至少 1 年。治疗终点同阿德福韦酯。⑤恩替卡韦：0.5 mg（对拉米夫定耐药患者为 1 mg），每日 1 次口服。疗程可参照阿德福韦酯。

2）慢性丙型肝炎：我国《丙型肝炎防治指南》[见中华肝脏病杂志，2004，(124)：194～198]规定了慢性丙型肝炎抗病毒治疗意见为：①ALT 或 AST 持续或反复升高，或肝组织学有明显炎症坏死（G>12）或中度以上纤维化（S≥2）者，易进展为肝硬化，应给予积极治疗。②AIJT 持续正常者大多数肝脏病变较轻，应根据肝活检病理结果决定是否治疗。对已有明显纤维化（S_2、S_3）者，无论炎症坏死程度如何，均应给予抗病毒治疗；对轻微炎症坏死且无明显纤维化（S_0S_1）者，可暂不治疗，但每隔 3～6 个月应检测肝功能。③AU 水平并不是预测患者对 INFα 应答的重要指标。对于 ALT 正常或轻度升高的丙型肝炎患者，只要 HCVRNA 阳性，也可进行治疗，但需要积累更多病例做进一步研究。

慢性丙型肝炎治疗方案为：治疗前应进行 HCV RNA 基因分型（1 型和非 1 型）和血中 HCV RNA 定量，以决定抗病毒治疗的疗程和利巴韦林的剂量。具体方案如下：

对于 HCVRNA 基因为 1 型，或（和）HCV RNA 定量≥2×10^6拷贝 / ml 者，可选用下列方案之一。①PeglNFα 联合利巴韦林治疗方案：PegINFα-2a180μg，每周 1 次皮下注射，联合口服利巴韦林每日 1000mg，至 12 周时检测 HCVRNA。如 HCVRNA 下降幅度<2 个对数级，则考虑停药；如 HCVRNA 定性检测为转阴，或低于定量法的最低检测限，继续治疗至 48 周；如 HCvRNA 未转阴，但下降 i>2 个对数级，则继续治疗到 24 周，如 24 周时 HCVRNA 转阴，可继续治疗到 48 周，如果 24 周时仍未转阴，则停药观察。②普通 INFα 联合利巴韦林治疗方案：INFα 3M～5MU，隔日 1 次肌肉或皮下注射，联合利巴韦林每日 1000mg，建议治疗 48 周。③不能耐受利巴韦林不良反应者的治疗方案：可单用普通 INFα、复合 INF 或 PegINFα，方法同上。

对于 HCVRNA 基因为非 1 型，或（和）HCV RNA 定量<2×10^6拷贝 / ml 者，可选用下列方案之一：①PegINFα 联合利巴韦林治疗方案：PegINFα-2a180μg，每周 1 次皮下注射，联合口服利巴韦林每日 800mg，治疗 24 周。②普通 INFα 联合利巴韦林治疗方案：INFα 3MU，每周 3 次肌肉或皮下注射，联合应用利巴韦林每日 800～1000mg，治疗 24～48 周。③不能耐受利巴韦林不良反应者的治疗方案：可单用普通 INFα 或 PegINFα。

2. 免疫调节治疗　慢性病毒性肝炎（乙型、丙型）宿主的细胞免疫功能低下，不能清除病毒，病情迁延不愈。使用免疫增强调节剂，也是慢性病毒肝炎的重要治疗措施之一。常用的制剂如下。

1）胸腺素：每次 10～20mg，隔日 1 次，肌肉注射，疗程 1～3 个月。

2）胸腺素 α_1 可促进 T 淋巴细胞的成熟与有丝分裂，提高 T 细胞的免疫功能并产生多种细胞因子，还可增强自然杀伤细胞的细胞毒作用。制剂有胸腺素，用法为 1.6nag，皮下注射，每日 1 次，连续 4 d 后改为每周 2 次或隔日 1 次，疗程 6～12 个月。

3）胸腺喷丁：为化学合成的由五个氨基酸（酪氨酸→缬氨酸→天门冬氨酸→赖氨酸→精氨酸）残基构成的五肽，它是胸腺生成素Ⅱ的活性成分，具有双向调节免疫功能。用法：1 mg，皮下注射，每日 1 次或隔日 1 次，疗程 6～12 个月。

4）白细胞介素-2：具有较强的免疫调节功能，还可增进干扰素分泌，从而清除受病毒感染的细胞。用法：20 万～40 万 U，皮下注射，每周 3 次，疗程 12 周。

5）其他：如乙肝免疫核糖核酸、苦参素、左旋咪唑、香菇多糖、灵芝多糖等，临床也在使用，效果有待进一步验证。

3. 护肝降酶治疗　可应用门冬氨酸钾镁、联苯双酯、齐墩果酸等传统药物，也可应用下列新一代保肝药。

1）疗尔健：主要成分为卡尼汀、乳清酸及肝提取的抗毒成分，有再生、解毒、降酶、抗酯等多种功效，使肝功能迅速恢复。用法：一般肝病口服给药，每次 2 粒（每粒 451mg），每日 3 次。对急性或重型肝炎可静脉给药，每次 2 支（每支 942.05 mg），以注射用水稀释后加入 50～100g / L（5%～10%）的葡萄糖液中静脉滴注，4 周为 1 疗程。

2）肝得健（易善力）：有针剂、胶囊两种剂型。主要成分是必需磷脂（EPL），为天然胆碱一磷酸甘油二酯，含多种不饱和脂肪酸（亚油酸质量分数为 70%、亚麻酸、油酸等）及维生素 B_1、维生素 B_2、维生素 B_3、维生素 B_{12}、维生素 E、烟酰胺。用法：慢性期肝病口服胶囊，每次 1～2 粒，每日 3 次；急性期及重症肝病每日 2～4 支注射剂，静脉注射或静脉滴注，疗程 2～4 周，然后口服胶囊。

3）凯西莱：又名硫普罗宁，是一种含游离巯基的甘氨酸衍生物。用法：治疗肝病一般每次 1～2 片，每日 3 次，连服 12 周，停药 3 个月后继续下 1 疗程。也可应用注射剂，每日 200mg，疗程 4～8 周。

4）还原型谷胱甘肽：本品是谷氨酸、半胱氨酸和甘氨酸构成的含有巯基的三肽。用法：每日 300mg 或 600mg 肌肉注射；也可每日 600 mg 或 1 200 mg 静脉滴注。肝疾病一般 30 d 为 1 疗程。

5）阿波莫斯：本品含有左旋鸟氨酸-左旋天门冬氨酸盐，适用于由于急慢性肝病引起的血氨水平升高者，特别适用于肝病引起的中枢神经系统症状的解除及肝昏迷的救治。用法：急性肝炎，每日 1～2 支（每支 5g），静脉滴注。慢性肝炎，每日 2～4 支，静脉滴注。肝昏迷可视病情轻重用药，最多每日不超过 20 支静脉滴注，可在第一个 6 h 内用 8 支，后 2 个 6 h 内分 3 次给药，每次用 4 支。

6）甘利欣：又名甘草酸二铵，适用于伴有转氨酶升高的慢性肝炎患者。用法：口服胶囊剂，每次 150mg，每日 3 次；也可应用注射剂 30ml 加入 100g / L（10%）的葡萄糖液 200ml 中，静脉滴注，每日 1 次。

7）促肝细胞生长素（PHGF）：对抢救重型肝炎有较好疗效。用法：PHGF80~120mg 溶于 100g / L（10%）的葡萄糖液 250ml 中静脉滴注，每日 1～2 次，疗程 1 个月。

4. 抗肝纤维化治疗　可应用冬虫夏草菌丝制剂心肝宝胶囊每次 6～8 粒，每日 3 次，口服。也可应用秋水仙碱、粉防己碱等药物。

（四）重型肝炎的治疗　以综合治疗为主，加强支持疗法，防止肝细胞坏死，促进肝细胞再生，改善肝功能，调节免疫功能，调节肝微循环障碍，防治各种并发症（肝性脑病、脑水肿、大出血、肝肾综合征、继发感染、电解质紊乱、低血糖等），加强护理，密切观察病情。对于预期难以保守恢复的病例，有条件时可进行人工肝支持系统及肝移植治疗。

1. 一般支持疗法

1）加强监护，防止交叉感染：重症肝炎患者应收治监护病房，由专职医师与护士负责治疗、护理与记录，随时观察病情变化。严格隔离消毒，禁止探视，避免交叉感染，加强口腔、皮肤护理，防止继发感染。

2）保证必要的热量供应：每日热量约 6 276 kJ，热量以静脉滴注高渗糖为主，并补充足够的维生素，尤其是维生素 C 每日 3～5g，维生素 K_1 每日 30～80mg 及 B 族维生素。要限制蛋白饮食，每日低于 0.5 g / kg。昏迷者可用鼻饲补充热量，但禁止蛋白饮食。

3）维持水电解质平衡：重症肝炎患者常有水钠潴留，如输液过多或单位时间输液过快，易发生肺水肿、心力衰竭、脑水肿或加重腹水形成。所以每日液体量在前一日尿量基础上加 500～600ml（一般为每日 1500～2000 ml）。肾衰竭者，要根据尿量计算输液量。注意补钾，对于补充多量高渗糖，用脱水剂、利尿剂者，每日补钾 3～6g，低血钾可补 6～9g/d，分别经胃肠道及静脉补充，也可根据尿量、血中钾、钠、氯检测结果，调整补充电解质平衡，防治酸碱失衡。特别是在急性肝衰竭时，早期防治碱中毒。

4）供给血制品：适当输注新鲜血浆及白蛋白，可提高白蛋白及调理素水平，改善微循环，补充凝血因子，有利于肝细胞再生，促进利尿，减轻腹水，防止出血及脑水肿。可在急性与亚急性重型肝炎的病初 2 周内，予以血浆 800～1200ml；慢性重型肝炎在病初 1 月内，每周予以血浆 200～400 ml，白蛋白 10～15 g，以后根据病情酌情使用。

2. 防止肝细胞坏死，促进肝细胞再生

1）促肝细胞生长素（HGF）：HGF 可通过改变膜离子运转机制，调节细胞内 CAMP 水平或启动肝细胞 DNA 合成，保护肝细胞膜，达到促进肝细胞修复和再生功能，同时 HGF 可增强库普弗细胞功能，使吞噬功能显著增强，抑制库普弗细胞产生肿瘤坏死因子（TNF），从而改善内毒素血症与肝功能衰竭，对抢救重型肝炎有较好疗效。用法：HGF80～120 mg 溶于 100 g / L（10%）的葡萄糖液 250 ml 中静脉滴注，每日 1～2 次，疗程 1 个月。

2）胰高血糖素促胰岛素（G-I）：G-I 疗法有防止肝细胞坏死，促进肝细胞再生作用。由于胰高血糖素可促进肝细胞 CAMP 增高，激活 CAMP 依赖性蛋白激酶促进 DNA 及蛋白质合成，有利于肝细胞再生和肝细胞修复；胰岛素有促进线粒体产生 ATP 能作用，一定比例的胰高血糖素与胰岛素配合，可形成适宜的 CAMP / CGMP 比值，对肝细胞再生有重要作用；同时 G—I 疗法还可改善氨基酸代谢，加快呋塞米素合成，降低血氨及促进利胆作用。如与血浆、白蛋白、肝病氨基酸共用，疗效较好。用法：胰高血糖素 1 mg 与胰岛素 8～10U，加入 100g/L（10%）的葡萄糖液 500ml 中，静脉滴注，每日 1 次，2 周为 1 疗程。但有研究观察比较了 G-I 疗法与不加该疗法组的预后，发现无显著差异，G-I 疗法似不能改善丙型肝炎预后。

3）前列腺素 E_1(PGE_1)：PGE_1 能明显降低 TNF 水平，减轻半乳糖胺与内毒素引起的肝坏死作用，并可改变肝细胞内 CAMP 浓度，加强蛋白合成，促进肝细胞再生，并有利胆、扩张微血管、抑制和清除免疫复合物，对抗醛固酮作用，有很好的利尿作用。用法：PGE-100～200μg，加入100g/L（10%）的葡萄糖液500ml中，2～3h内静脉滴注，每日1次，20～30d为1疗程，但有发热、头痛及无菌性静脉炎等副作用。

3.免疫调节治疗

1）胸腺素：重型肝炎时细胞免疫功能低下，而胸腺素可调节T淋巴细胞的数量和功能，增强T抑制细胞活性，提高正常细胞免疫功能，增加抗感染能力。用法：每日10～20 mg，静脉滴注，每日1次，疗程2～3月，用药前先做皮肤过敏试验。但对重型肝炎应用胸腺素有不同看法。

2）肾上腺糖皮质激素：从理论上讲，肾上腺糖皮质激素可抑制免疫复合物的形成、抗炎、抗毒并减轻脑水肿，但研究资料表明，肾上腺糖皮质激素对急性肝衰竭治疗无效，长期应用会降低机体免疫机制，使用仍有争议。有学者报道，在急性重型肝炎早期（重型肝炎倾向或初期），大剂量短疗程肾上腺糖皮质激素可抑制免疫复合物导致的过敏性坏死反应，使病情得到缓解。常用制剂为氢化可的松每日200～300 mg，或地塞米松每日10~20 mg，持续5～7 d。

4.退黄治疗　高度黄疸患者可选用门冬氨酸钾镁每日40ml苦黄注射液每日30ml或川芎嗪每日160～240mg，加入100g/L（10%）的葡萄糖液500ml中静脉滴注，每日1次，15d为1疗程。

5.抗病毒治疗　重症肝炎患者中，乙型肝炎病毒（HBV）感染占多数，而病毒复制活跃，丙型肝炎病毒（HCV）或丁型肝炎病毒（HDV）混合感染常可使病情凶险、预后差或迁延不愈。但丙型肝炎抗病毒治疗的药物选择及应用时机，有待积累经验，目前主张病情早期及重叠感染者应用，对于暴发性重型肝炎或肝功能已严重损伤已至晚期病例，不宜使用。

6.并发症的防治

1）肝性脑病的防治

（1）减少肠内毒物的生成和吸收：①控制饮食中蛋白的摄入。②清洁肠道，促进肠道含氮物质的排泄，可口服硫酸镁，每次服250g/L(25%)的硫酸镁30ml，每日1～2次，或大量生理盐水清洁灌肠。③应用抗生素，抑制肠道内细菌的生长，使肠道内细菌分解蛋白质和尿素减少，从而减少氨的产生，降低血氨，常用新霉素每日2～4g，口服或鼻饲。④乳果糖是降低肠道pH值的有效制剂，使肠道酸化，减少某些使蛋白质分解的细菌如大肠埃希菌、厌氧杆菌和肠链球菌的生长，从而使氨的产生减少，且酸化的肠腔使氨吸收减少。乳果糖可引起渗透性腹泻，也有利于氨和其他含氮物质的排泄。口服剂量为10～30ml，每日3次。剂量应调整至每日排2～3次软便为度。对于不能口服或鼻饲的患者，可采取保留灌肠，方法100～300ml加水至700ml灌肠。

（2）降氨药物的应用：①谷氨酸盐能直接与血中游离氨结合，生成谷氨酰胺，经。肾脏排泄，包括谷氨酸钠、谷氨酸钾及谷氨酸钙。因本药系碱性溶液，在有碱血症时不宜使用。用法：谷氨酸钠23 g加入100 g/L（10%）的葡萄糖液1000 ml静脉滴注；谷氨酸钾25.2 g加入100 g/L（10%）的葡萄糖液1000 ml静脉滴注；谷氨酸钙每次1 g加入500g/L（50%）的葡萄糖液20～40ml缓慢静脉注射，每日1～2次。②精氨酸有清除血氨的作用。此药偏酸性，肝性脑病碱中毒时，可首先选用，以纠正代谢性碱中毒。用法，以10～20g加入50g/L(5%)的葡萄糖液1 000ml，缓慢静脉滴注。③醋谷胺每日500～1 000 mg静脉滴注，易透过血脑屏障，能改善神经细胞代谢。有人认为疗效优于谷氨酸盐。④门冬氨酸钾镁有降氨及治疗高胆红素血症作用。用法为20~40 ml 加入 100 g/L（10%）的葡萄糖液500 ml静脉滴注。⑤阿波莫斯主要成分为ι-鸟氨酸-ι-天门冬氨酸，其中鸟氨酸是尿素循环的底物，可与氨结合转化为无机物质。用法为每日10～20g，静脉滴注。

（3）纠正血浆氨基酸失衡：血浆内和脑内支链氨基酸（BCAA）减少，芳香族氨基酸（AAA）增多，可能是引起肝性脑病的重要因素之一。输入高浓度BCAA可以抑制AAA进入脑内过程。临床常用六合氨基酸和15氨基酸（肝安）等。用法为250 ml静脉滴注，每日1～2次。

（4）纠正假性神经递质：①左旋多巴可透过血脑屏障进入脑细胞转变为多巴胺，与假性神经递质竞争，改善神经元之间的正常冲动传递，恢复大脑功能，对改善肝性昏迷患者的神志有一定效果。用法：轻度患者每日2～4g，分3次口服，不能口服的患者，用200～400 mg加入50 g/L（5%）的葡萄糖液250 ml静脉滴注，每日2次。注意不可与维生素B_6同时使用。用药如剂量过大，可有血压升高、心率加快、心律不齐。②溴隐亭为一种半合成的麦角生物碱，可刺激多巴胺受体，扩张血管，使脑血流量及脑代谢增加，进入脑细胞后，可生成多巴胺，竞争性地取代假性神经递质。用法：开始每日2.5 mg口服，以后每3 d增加2.5 mg，最大剂量每日15 mg，8～12周为1疗程。副作用有恶心、呕吐、腹痛、腹泻、头痛及眩晕，偶可出现高血压。

（5）氟马西尼（安易醒）的应用：氟马西尼是一种新的苯二氮革受体（BER）阻滞剂，通过竞争性抑制苯二氮革受体，阻断中枢抑制性递质γ-氨酪酸的中枢作用，激活脑干网状结构的唤醒机制，使γ-氨酪酸原性神经张力下降，有利于急、慢重型肝炎患者的肝性脑病状态好转，意识清醒。用法为0.5 mg加入40ml

生理盐水中按 0.1 mg / min 速度缓慢静脉注射，总剂量 10min 内不超过 2 mg。多数于 7 min 内脑电图改善，以后逐渐出现意识改善，因其半衰期较短，临床需反复多次用药直至完全苏醒。用药无效者预后不良。最常见的不良反应为激动、不安、流泪、焦虑、发冷、恶心及呕吐。这些不良反应一般均能耐受，停药后可消失。

（6）防治脑水肿：急性肝衰竭所致肝性脑病较慢性肝衰竭肝性脑病者脑水肿发生率明显升高，重在预防。

2）脑水肿的防治：重型肝炎脑水肿发生率较高，可达 50%。80%，需注意防治。①预防颅内压升高，可给高渗透性脱水药物，常用 200g/L（20%）的甘露醇或 250g/L（25%）的山梨醇，每次 1～2g / kg，20min 内快速静脉推注或加压静脉滴注，4～6 h 1 次。两次之间，可加 1～2 次白蛋白注射液，提高脱水效果。脱水后，必须注意及时纠正电解质紊乱。②限制入水量，保持适当的液体负平衡，成人每日入水量（静脉）<1 500 ml 或前日尿量加 500 ml。③预防脑疝，如有呼吸节律改变，迅速推注脱水剂，给氧及呼吸兴奋药。

3）出血的防治：出血原因是多方面的，应密切观察血小板计数、凝血酶原时间（PT）、凝血酶原活动度（PTA）、纤维蛋白原，及早发现出血倾向及 DIC，早期治疗。

（1）早期改善微循环，预防 DlC：肝微循环障碍为重症肝炎继发损害，又可加重病情恶化。用药指征为重症肝炎合并外周微循环障碍者。常用 654-2 针 20～60 mg 或 0.5～1 mg / kg，加入葡萄糖液内静脉滴注，每日 2 次，7～21 d 为 1 疗程。患者烦躁者，用东莨菪碱每次 0.6～0.9 mg。改善微循环亦可采用川芎嗪每次 160～240 mg，或丹参注射液 8~16 ml 加入葡萄糖液或低分子葡萄糖酐内静脉滴注。

（2）应用与凝血因子生成有关的药物：维生素K每日20～60mg，肌肉注射或静脉滴注。维生素C每日3～5g静脉滴注。新凝血灵注射液200～400mg静脉滴注，每日1～2次。

（3）补充凝血因子：①新鲜血浆：血浆内含有全部凝血因子，补充新鲜血浆，不但能扩充血容量，减低血液黏稠度，改善微循环，同时也补充了凝血因子、补体和调理素，补充了血浆蛋白，还可避免由红细胞破坏产生的高胆红素及促凝血因子，所以重症肝炎时，每周可以补充新鲜血浆2～3次，每次200 ml。②新鲜全血：对失血严重或合并贫血患者可输新鲜全血，但全血可增加血黏稠度，加重微循环障碍，又可因红细胞破坏产生过多的胆红素及促凝血因子，易促进病情恶化，因而全血不宜用量过多，要严格控制适应证。③凝血酶原复合物：含有4种凝血因子，每瓶400U。临床有效剂量为10U / (kg • d)，溶于葡萄糖液或生理盐水200～250ml内静脉滴注。一般每日或隔日1瓶，严重出血倾向者，首剂10U / (kg • d)，2～3 h后，每6 h注射5U / kg，达到止血目的。④纤维蛋白原制剂：对于血浆纤维蛋白原低于1g/L的患者，除输血浆外可给纤维蛋白原1.0～1.5g，注射用水稀释至100ml静脉滴注，1 h内滴完。一般短期内不必重复。

（4）上消化道出血的防治：预防消化道出血，除补充新鲜血浆、凝血因子及大剂量维生素K_1、维生素C等外，目前应用H_2受体拮抗剂可使消化道出血发生率下降。常用：西咪替丁0.2 g，每日3～4次口服，或0.4～0.8 g早晚静脉注射；法莫替丁20mg，每日2次，口服；雷尼替丁150mg，每日2次，口服。此外，应用质子泵抑制剂奥美拉唑有较好效果。

出现上消化道出血，应积极止血，如冷盐水持续冲洗胃内血液，保持胃内低温；去甲肾上腺素 8～16mg 溶于 500ml 盐水内缓慢滴入胃内；凝血酶口服；奥美拉唑 40 mg 静脉注射，每日 1 次；应用垂体后叶素 10U 溶于葡萄糖液 250ml 中 1~2h 静脉滴注；红细胞比容<30%，时可输新鲜血，或采用内镜下止血、三腔管填塞等。对于食道胃底静脉曲张破裂出血者除应用垂体后叶素外，也可应用生长抑素制剂施他宁 250mg 在 3～5min 内静脉注射完，随即以每小时 250μg 静脉滴注，持续 24h 或更久；或奥曲肽（奥曲肽）0.1mg 静脉注射，随后每 2h0.5 mg，连用 24～48 h；根据病情需要还可进行介入治疗。

（5）根据病情进行针对性治疗：①有 DIC 表现及检查结果为高凝期，可考虑小剂量肝素疗法。肝素 1 mg / kg 溶于葡萄糖液内缓慢静脉滴注，但临床应用应慎重。②血小板计数明显降低，但无 DIC 时，提示血小板功能缺陷，考虑输注血小板悬液。每单位悬液含血小板 5.5×10^{10}，容量 20～50ml，6h 用完，必要时 1～3 d 重复 1 次。但易产生血小板抗体，十分必要时才用。③有条件的单位可根据凝血因子缺乏情况进行成分输血。④有继发性纤溶时可选择应用抗纤溶药物，如 6-氨基己酸（EACA）、氨甲苯酸（氨甲苯酸，PAMBA）、氨甲环酸。

4）肝肾综合征的防治

（1）去除诱因：①避免造成血容量不足。肾灌流不足因素，如谨慎利尿、放腹水适当、防止消化道出血等。②预防和控制各种感染，避免发生内毒素血症。③注意水电解质平衡、预防 DIC 发生。④慎用对肾实质有损害的药物。

（2）维持血容量、改善肾血流：可用低分子葡萄糖酐、川芎嗪等药物改善微循环。

（3）血管扩张剂的应用：前列腺素 $E_1$200μg，或 654-2 针 20～60mg，静

脉缓慢滴注，缓解肾微血管痉挛。

（4）氮质血症的处理：适当应用利尿剂，200g / L（20%）的甘露醇 250 mI 静脉滴注，用药后尿量>40～60 ml / h，可于 6~8 h 后重复应用，或用呋塞米 20～100 mg 静脉注射。早期使用血管扩张剂，选择性扩张。肾小血管，改善肾微循环，多用酚妥拉明每次 5~10 mg 静脉滴注。经用药不能缓解高血钾及氮质血症者，可进行透析治疗。

5）并发感染的防治

（1）感染的预防：①要注意隔离消毒，加强护理，减少交叉感染的机会。②早期应用乳酸菌制剂（乳酸菌冲剂）1 次 10 g，每日 2～3 次，<50℃温水冲服；或口服卡那霉素等抗生素，抑制肠道各种致病菌增殖。③加强全身支持疗法及应用免疫增强剂胸腺素，提高机体抵抗力。④注意临床上的感染迹象，早期发现、早期治疗。一旦有腹水增加、黄疸复升、严重鼓肠、血象升高等病情加重迹象出现，要尽快查明是否合并感染和明确感染部位，针对性抗感染治疗。

（2）感染的治疗：重型肝炎合并感染常见有原发性腹膜炎，呼吸道、肠道、胆道、泌尿系继发感染，内脏真菌感染等。治疗原则是根据感染部位、病原菌及药敏试验选择无明显肝肾毒性的抗生素。但重型肝炎患者合并感染时，临床表现不典型，病情进展快，往往不能等待致病菌分离及药敏试验后才用药，通常是先以临床经验为主，待药敏结果回报后，再补充和完善原治疗方案。丙型肝炎合并感染，多数（3 / 4）是由革兰阴性杆菌所致，少数（1 / 4）为革兰阳性菌或厌氧菌，个别为真菌感染。

当出现明显感染迹象如体温升高、血象高、腹痛、咳嗽、咳痰等，或血、尿、痰、腹水检查有异常时可选用氨苄西林每日 6～8 g，分次静脉滴注，或采用 3 / 4 量分次静脉滴注，1 / 4 量早晚肌肉注射，以保持血液 24 h 均有一定的有效浓度。也可用头孢唑啉、头孢呋辛、头孢曲松、头孢他啶等头孢菌素类抗生素，通常剂量每日 2～6g，分次静脉滴注或静脉注射。

临床上疑有厌氧菌感染或细菌学检查证实为厌氧菌时，应及时更换抗厌氧菌性抗生素。可应用甲硝唑 500mg 静脉缓慢滴注，每日 1 次，疗程视病情而定。

对于口腔真菌病及真菌性肠炎用制霉菌素每次 50 万～100 万 U,每日 4 次。深部真菌感染，如真菌性肺炎或败血症，首选药物为咪康唑，剂量每次 400～600mg，溶于葡萄糖液内缓慢静脉滴注，每日 2 次。两性霉素 B 及酮基咪唑，肝肾毒性较大，不适于重症肝炎时使用，但分别对真菌性脑膜炎及尿路真菌感染有效，必要时慎用。

6）内毒素血症的防治：内毒血症的出现早于肝损害及症状的出现，中和内毒素后肝损害及症状明显改善。措施包括：①控制肠道细菌繁殖以减少肠源性内毒素的产生。常用新霉素、甲硝唑、乳果糖等口服。氨基糖苷类抗生素及多黏菌素 B 有肾毒性，应慎用。②抑制或减少内毒素的吸收。药用炭、白陶土、考来烯胺等能黏附并阻止内毒素的吸收，可酌情选用。③加速肠道细菌和内毒素的排泄，常用硫酸镁及硫酸钠。④增加库普弗细胞功能，以清除内毒素。已证实胚胎干细胞（FLC）作用明显，人血浆、白蛋白及新鲜血液也有一定作用。

7. 人工肝支持系统和肝移植对于肝衰竭患者应用人工肝支持系统治疗及进行肝移植，近年来已取得可喜的进展，但有待进一步加强研究。

（五）淤胆型肝炎的治疗　对于黄疸持续不退者，可根据病情选用下列药物：羟甲烟胺（羟甲烟胺）每次 0.5 g，每日 3 次，连用 15~30 d；苯巴比妥每次 30～60 mg，每日 3 次，可连用 4～8 周；泼尼松每日 30～40mg，上午 1 次顿服，黄疸消退后，渐减量停药，一般持续用药 4～12 周。还可应用熊去氧胆酸每日 500～600mg，分次口服；思美泰每日 500～1 000mg，肌肉注射或静脉滴注，2 周后改为口服，剂量相同。

第三节　艾滋病

艾滋病，即获得性免疫缺陷综合征（又译：后天性免疫缺陷症候群），英语缩写 AIDS（Acquired Immune Deficiency Syndrome）的音译。1981 年在美国首次注射被确认。曾译为“爱滋病”“爱滋病”。分为两型：HIV-1 型和 HIV-2 型，是人体注射感染了“人类免疫缺陷病毒”（HIV－human immunodeficiency virus）（又称艾滋病病毒）所导致的传染病。艾滋病被称为“史后世纪的瘟疫”，也被称为“超级癌症”和“世纪杀手”。

【病因】

本病病原体为 HIV。已知的 HIV 有两型，即 HIV-1 和 HIV-2。目前世界范围内流行的以 HIV-1 为主，约占 95%，而 HIV-2 主要局限于西非地区。HIV 是典型的反转录病毒，其外层为类脂包膜，含有两种糖蛋白（gp120 和 gp41 / gp36），核心含有病毒复制所需的酶类，p24 核心蛋白，p18 基质蛋白及单股正链 RNA 基因组。该病毒具嗜 T 淋巴细胞及嗜神经性，但亦可感染单核-巨噬细胞、郎汉细胞、树突细胞、小神经胶质细胞，并使 B 淋巴细胞、自然杀伤（NK）细胞功能受损。艾滋病患者及病毒携带者为其传染源，病毒主要存在于感染者的血液、精液、子宫阴道分泌物及唾液、泪液、乳汁中，故可通过性接触、注射途径（包括使用血及血制品，共用污染的注射器、针头等）及母婴垂直传播。同性恋或性乱者、静脉吸毒者、多次输血及血制品者、HIV 阳性母亲所生婴儿及经常接触患者血液或其他体液的医务人员为高危人群。

【临床表现】

从HIV感染到出现典型的AIDS症状平均为2～10年。美国疾病控制中心（CDC）将该病临床经过分为四期：

（一）I期急性HIV感染，只有在对高危人群的随访中才能发现，其发生率估计有1/3～2/3，由于症状不明显，常不去医院就诊，故很难发现。临床症状常于感染HIV后1～6周出现，有发热、乏力、咽痛及全身不适，类似上呼吸道感染，个别有头痛、皮疹、脑膜脑炎或急性多发性神经炎。体检可有颈、枕、腋部淋巴结肿大及肝脾肿大，随热退淋巴结缩小。此期CD_4^+ T淋巴细胞及CD_4^+T/CD_8^+ T淋巴细胞比值均正常。血清中可检出P_{24}抗原或HIV。

（二）Ⅱ期　无症状感染，本期可由原发HIV感染或急性感染症状消失后延伸而来，临床上没有任何症状，但血清中能检出HIV及HIV核心、包膜蛋白抗体，具有传染性。此阶段可持续2～10年或更长。

（三）Ⅲ期　持续性全身淋巴结肿大综合征（PGL），主要表现为除腹股沟淋巴结以外，全身其他部位两处或两处以上淋巴结肿大。其特点是淋巴结肿大直径大于1cm，质韧，无压痛及粘连，能自由活动，病理为淋巴结反应性增生。一般持续3个月以上，部分患者淋巴结肿大1年多后逐渐消散，亦有再肿大者。此期血清抗HIV阳性，CD_4^+T淋巴细胞数下降至（0.2～0.4）$\times10^9$/L。

（四）Ⅳ期　艾滋病，本期可出现下列表现：①体质性疾病：即发热、乏力、不适、盗汗、厌食、体重下降、慢性腹泻及易感冒等，全身淋巴结肿大及脾肿大（此亦称为艾滋病相关综合征，ARS）；②神经系统症状：头痛、癫痫、进行性痴呆、下肢瘫；③严重的临床免疫缺陷而致各种机会性感染，如卡氏肺孢子虫、弓形虫、念珠菌、结核分枝杆菌、巨细胞病毒、疱疹病毒、EB病毒等引起肺、胃肠道、神经系统、心肌、皮肤黏膜、眼等组织器官的感染，其中 HIV 牙龈炎（火红线状红斑）具有早期诊断价值；④各种机会性肿瘤如卡波济（Kapposi）肉瘤、非霍奇金病等；⑤免疫缺陷并发的其他疾病，如慢性淋巴性间质性肺炎等。有时多种机会性感染及机会性肿瘤可同时并存。

目前 CDC 与世界卫生组织将 HlV 感染分为三类：①A 类：包括急性 HIV 感染、无症状 HIV 感染和持续性全身淋巴结肿大综合征；②B 类：为 HIV 相关细胞免疫缺陷引起的临床表现，包括继发性细菌性肺炎或脑膜炎、咽部或阴道念珠菌病、颈部肿瘤、口腔毛状白斑、复发性带状疱疹、肺结核、特发性血小板减少性紫癜、不能解释的体质性疾病等；③C 类：包括出现各种机会性病原体感染，神经系统症状及因免疫缺陷继发肿瘤及其他疾病。

每类又根据 CD_4^+T 淋巴细胞数及总淋巴细胞数分为 3 级：①一级：CD_4^+ T 淋巴细胞>0.5×10^9/L，总淋巴细胞数>2.0×10^9/L；②二级：CD_4^+T 淋巴细胞为（0.2～0.49）×10^9/L，总淋巴细胞数为（1.0～1.9）×10^9/L；③三级：CDfT 淋巴细胞<0.2×10^9/L，总淋巴细胞数【辅助检查】

（一）血常规检查　多数有不同程度的贫血，白细胞数降低，分类中有中性粒细胞增加，核左移现象，淋巴细胞数明显减少。

（二）免疫学检查　T 淋巴细胞亚群检查可发现 T 细胞绝对计数下降，CD_4^+T 淋巴细胞计数也下降正常为（0.8～1.2）×10^9/L，CD_4^+/CD_8^+细胞<1.0（正常为 2）。有不同程度的免疫球蛋白升高。皮肤有丝分裂原试验常呈阴性反应。

（三）病原学检测

1. 抗 HIV　为 HIV 感染的标记物，常用 ELISA 法检测患者血清中抗 HIV，两次检测阳性后再用蛋白印迹试验（WB 法）确认达阳性标准，方能认定为阳性，需注意人感染 HIV 后 2～3 月内抗 HIV 可能为阴性，此即窗口期，故高危暴露后一次检测阴性，需间隔 3 月以上再复查，以确定是否为阳性；另<18 月的婴儿抗 HIV 阳性可能来自抗 HIV 阳性的母亲，故需随访。

2.HIV　可用 RT-PCR 法或 Nasba 等分子生物学方法检测患者血液或其他体液中 HIV，阳性示有 HIV 感染，另血清 HIV 含量的高低可作为抗病毒治疗疗效判定的标准。

3.P_{24}抗原　P_{24}抗原可出现在抗 HIV 阳转之前，大约在感染 HIV2 周后血清中便可检测到P_{24}抗原，持续数周至数月。血液标本中P_{24}抗原阳性说明有 HIV 病毒血症，有助于 HIV 感染的早期诊断；脑脊液中检出 PM 抗原有助于艾滋病脑病的诊断。常用 ELISA 法检测，阳性率达 30%~50%。因P_{24}抗原检测较复杂，故临床应用不多。

（四）其他检查　如机会性感染病原体（卡氏肺孢子虫、隐孢子虫、真菌、细菌等）的检测。根据患者具体情况可行胸部 X 线、腹部 B 超、肝功能、肾功能等检查，以检测相应脏器的情况。

【诊断】

（一）成人艾滋病诊断标准

1.HIV 感染有流行病学史，并抗一 HIV 阳性，急性 HIV 感染系高危人群在随访中抗 HIV 阳性并经确认实验证实。

2.艾滋病患者有流行病学史，抗 HIV 阳性，又具有下述任何一项者可确诊为 AIDS 患者：①近期（3～6 月）体重减轻>10%且持续发热达 38℃>1 个月；②近期体重减轻且持续腹泻（每日 3～5 次）>1 个月；③卡氏肺孢子虫肺炎；④卡波济肉瘤；⑤明显的真菌或其他条件致病菌感染。

有流行病学史，抗HIV阳性，体重减轻、发热、腹泻症状接近上述标准，且具有以下一项者可为实验确诊艾滋病患者：①CD_4^+/CD_8^+T淋巴细胞<1，CD_4^+T淋巴细胞计数下降；②全身淋巴结肿大；③明显的中枢神经占位性病变的症状和体征，出现痴呆、辨别能力丧失或运动神经功能障碍。

（二）小儿HIV感染或艾滋病的诊断　小儿血中抗HIV可能来自母亲，因此可有以下情况：

1.<18个月的儿童，血中抗HIV阳性而P_{24}抗原阴性者不能确定是否有HIV感染，需随诊观察。PCR法检测病毒核酸具有诊断意义。

2.18个月，抗HIV阳性，P_{24}抗原由阳转阴示无症状HIV感染。

3.18个月，抗HIV阳性，P_{24}抗原为阴性或由阴转阳（晚期），且具有各种机会性感染或反应迟钝、智力低下等表现为艾滋病。

4.18个月，抗HIV由阳性转阴或阴性，%抗原阴性，示垂直暴露于HIV感染或AIDS的母亲，需随诊。

（三）可疑病例下列情况属于可疑病例，需随诊：

1.有流行病学史及临床表现，但抗HIV阴性。

2.抗HIV阳性者所生子女。

3.有流行病学史，临床表现不明显，CD_4^+T淋巴细胞总数小于0.2×10^9/1L。

4.有口腔念珠菌感染、皮肤黏膜卡波济肉瘤、卡氏肺孢子虫肺炎、隐球菌脑膜炎或进展性肺结核等。

【治疗】

营养治疗

据《正分子医学》(Orthomolecular Medicine)报告，一项由乌干达坎帕拉的门戈医院所进行的临床试验显示，营养干预可以改善感染了人类免疫缺陷病毒者的生活质量和明显延缓其艾滋病的发病。

Foster 博士认为,这些营养素的不足在很大程度上令艾滋病病毒感染者出现各种临床症状，如硒和谷氨酸的严重匮乏可令免疫系统迅速崩溃，而色氨酸不足可在疾病后期表现为心理障碍。在非洲大部分艾滋病流行地区，土壤中的硒均含量很低。该被称为“硒 CD4 T 细胞失控”(selenium CD4 T cell tailspin)的艾滋病发病理论是佐治亚大学的 E. W. Taylor 医学博士提出的。在非洲进行的另外二个小规模的临床试验也佐证了该理论。在这些试验中，艾滋病病毒感染者通过摄取 Foster 博士的假设理论中的四种主要的营养素而令身体状况获得了改善。

干细胞骨髓移植

据美国媒体 2008 年 11 月 12 日报道,一名同时患有白血病和艾滋病的患者在接受干细胞骨髓移植手术后，体内的 HIV 病毒居然也全部消失了。治愈这名美国男子的许特曼博士是血液学专家，而非艾滋病专家。他在准备骨髓移植手术的过程中想起一篇论文，文中称一些人携带的一种突变基因似乎能让他们先天具有抵御艾滋病病毒的能力，这种自双亲遗传的基因称为“CCR5-Δ32(德尔塔 32)”，能够阻碍艾滋病病毒对人体健康细胞的侵袭。许特曼博士便开始寻找携带这种基因且能与患者骨髓相配型的捐献者。结果在 80 名骨髓配型成功的捐献者中，第 61 人被检测出带有“德尔塔 32”突变基因。找到合适的配型者后，患者还在医生的指导下进行了一系列准备事宜。他服用了一些效力强劲的药物，接受了放射性治疗，目的在于消灭其自身受到感染的骨髓细胞，使其免疫系统丧失功能。此外手术结束后，许特曼博士还停止给患者服用抗艾滋病的药物，因为研究小组担心，这些药物会干扰骨髓细胞的生长。

美国全国免疫疾病和传染病研究所主任安东尼．福奇博士表示，这种手术如果用作临床治疗的话费用太高，而且风险过大，但还是值得鼓励。

水果治疗

最近国外又传来消息说，美国研究人员在历经 3 年多时间的深入研究后发现，石榴汁还有出色的抗 HIV（艾滋病毒）作用。美国学者曾对十几种常见水果果汁的抗 HIV 作用进行了对比试验。这些水果包括苹果、黑莓、蓝莓、椰子、越橘、接骨木果、葡萄、葡萄柚、柠檬、酸橙、菠萝、石榴等市场常见果品。美国研究人员将这些果汁一律稀释 2～4 倍，然后研究它们对于某种 HIV-1 和 CXCR4 受体相结合的抑制作用（因为 HIV 病毒主要通过上述受体侵害人体免疫细胞）。除蓝莓、越橘、葡萄和酸橙的稀释果汁对 HIV-1 略有抑制作用外，石榴汁（无论它产于何地）却显示出强大抑制 HIV-1 与人体 CD-4 受体结合的作用。

为何石榴具有与众不同的抗 HIV 作用？美国科学家推测，这很可能与石榴汁含丰富的黄酮类物质有关。因为植物黄酮是一种多效生理活性物质，它有抗氧化、抗癌、抗菌、抗病毒等多种作用。石榴汁防止 HIV 与人体 CD-4 受体结合与其所含的黄酮成分不无关系（当然也可能与石榴汁中的未知活性成分有关）。

这一实验结果使美国医学界感到振奋。因为石榴在美国是一种产量极大且价廉物美的水果。不少美国人都有喝石榴汁的习惯（注：石榴鲜果含水量高达 78%，故榨汁量较多）。美国学者建议，今后可将新鲜采收的石榴加工成稀释 2～3 倍的果汁，作为天然艾滋病预防药在高危人群中加以推广，以防止艾滋病在穷人和青少年中的蔓延，降低艾滋病在第三世界国家的发病率。

其他方法

（一）抗 HIV 病毒药物：齐多夫定，双脱氧胞苷，双脱氧肌苷，双脱氧胸苷，苏拉明，利巴韦林，膦甲酸盐

（二）机会性感染疾病的治疗

1. 抗原虫感染的治疗：卡氏肺囊虫肺炎，复方磺胺甲唑，喷他脒，弓形体病，乙胺嘧啶，磺胺嘧啶，乙胺嘧啶加复方磺胺甲唑或加克林霉素。

2. 抗病毒感染的治疗：阿昔洛韦，丙氧鸟苷，膦甲酸盐，干扰素。

3. 抗真菌感染的治疗：两性霉素 B，5-氟胞嘧啶，脒康唑，氟康唑。

4. 抗细菌感染的治疗：哌拉西林，头孢唑啉，头孢氨噻污；绿脓杆菌感染，复达酸，环丙沙星，头孢第二代，头孢美唑，万古霉素，环丙沙星，利福平，乙胺丁醇，异烟肼，吡嗪酰胺，多粘菌素 B，庆大霉素。

（三）抗肿瘤治疗：鬼臼毒素，长春碱，长春新碱，博莱霉素，a－干扰素，环磷酰胺。

（四）中医药治疗：中成药唐草片

【成分】

老鹳草、金银花、瓜蒌皮、柴胡、香薷、石榴皮、黄芪、甘草、木棉花、鸡血藤、红花、糯稻根、诃子、白花蛇舌草、菱角、银杏叶、马齿苋、胡黄连、龙葵、全蝎。 有抑制病毒 HIV－1 复制作用。

（五）手术治疗

（六）对症治疗：进食困难者可用鼻胃管或静脉注入高营养，贫血或白细胞、血小板减少者可输血，血浆蛋白较低者可输入白蛋白或血浆。还应注意给氧、补液和纠正电解质平衡。有绝望情绪和精神症状者，应进行心理和精神方

面的安抚治疗。有口腔溃疡或皮肤损害者需加强洗洁等护理工作。

（七）疫苗疗法

（八）艾滋病病毒感染致免疫系统异常可被有针对性的营养干预逆转，没有接受抗逆转录酶病毒药物治疗的患者可进行营养干预以延缓艾滋病的发病

（九）艾滋病预防：最新市场上有芳心康乐宝杀菌膏的微生物杀灭剂。含有辛苯聚醇（0一9）、苯扎氯铵（BZK）、芦荟胶等成分，多次经国家人口计生委科研所、中国疾病预防控制中心性病控制中心检验、中国预防医学科学院病毒学研究所实验：在1：2稀释度下作用十分钟均能达到100%灭活艾滋病病毒（HIV-1）。

第四节　急性细菌性痢疾

细菌性痢疾是由志贺菌属（又称为痢疾杆菌）所引起的肠道传染病。急性细菌性痢疾是细菌性痢疾的一种临床类型。临床特征为发热、腹痛、腹泻、里急后重、排脓血样大便。腹泻频繁者可引起脱水、酸中毒、电解质紊乱及周围循环衰竭。如不及时治疗可转为慢性。中毒型细菌性痢疾是急性细菌性痢疾中最为严重的类型，可导致感染性休克、DIC、脑水肿，若治疗不及时，可危及生命。

【病因】

本病病原体为志贺菌属。患者和带菌者是主要传染源，亚临床感染、慢性患者和带菌者具有重要的流行病学意义。粪口传播为主要传播方式，在非流行季节以接触传播为主，在流行季节主要以食物型、水型暴发流行。人群对本病普遍易感，以儿童发病率最高。全年均可发病，有明显的季节性，夏秋季发病

较多。

【临床表现】

潜伏期1～2d（数小时至7d）。临床分为以下几型：

（一）普通型（典型）　起病急骤，出现畏寒、寒战及高热，继而腹痛及腹泻和里急后重，大便初为稀便，短时间内转为黏液脓血便，量少，每日10～20次。左下腹压痛，伴肠鸣音亢进，常持续1～2周后恢复，也可转为慢性。

（二）轻型　全身中毒症状和肠道症状轻，大便每日数次，便稀，可有黏液，常无脓血，可不伴里急后重。体温一般正常，可有低热。大便涂片镜检，可见少量红、白细胞。病程自限，也可转为慢性。

（三）中毒型多见于2～7岁儿童，但成人尤其是老人亦可发生。病程进展快，突起高热，体温常达40℃以上，反复惊厥，嗜睡、昏迷，迅速出现循环和呼吸衰竭。肠道症状常不明显。经灌肠或肛拭取粪便检查可发现较多的白细胞及红细胞。少数病例开始为普通型细菌性痢疾，1～2d才转为中毒型，临床分为以下四型：

1.脑型（即呼吸衰竭型）　主要表现为颅内压增高。轻者，头痛、呕吐、嗜睡、面色苍白、口唇发绀、呼吸增快、四肢肌张力增强、反复惊厥、血压正常或轻度升高。重者，神志不清，可有频繁或持续惊厥、面色苍白、瞳孔不等大、对光反射迟钝或消失、肌张力明显增强、出现呼吸节律不整、血压显著升高至最后下降。

2.休克型轻者，神志尚清楚，但有烦躁或精神萎靡、面色苍白、手足发凉、口唇轻度发绀、皮肤花纹、尿量减少、脉搏增快、脉压小、血压略有降低。重者，神志模糊或昏迷、面色苍白、四肢湿冷、皮肤明显花纹、口唇及指（趾）

端明显发绀、尿量明显减少、脉搏细数或摸不到、心率明显增快、心音低钝或有奔马律、呼吸节律不整、血压明显下降甚至测不出。

3. 肺型　轻者，烦躁不安、面色暗红、呼吸增快、进行性呼吸困难，肺部呼吸音略低，X 线检查肺部有网状阴影，透明度降低，血气分析 pH. 值<7.45，PaO_2<7.99 kPa，$PaCO_2$<4.7 kPa。重者，明显烦躁不安、面色暗红或青灰、呼吸明显增快、严重的吸气性呼吸困难，肺部呼吸音减低，出现捻发音或啰音，X 线检查肺部出现点、片状阴影，血气分析 pH 值<7.35，PaO_2<5.33 kPa，$PaCO_2$>5.99kPa。

4. 混合型　有少数病例可兼有以上两型或三型的症状，可同时存在，也可先后存在，最为凶险。

【辅助检查】

（一）血象　周围血白细胞总数和中性粒细胞百分比大多增高。

（二）粪便常规检查　肉眼观察为黏液便、黏液血便、脓样便、血水样便、脓血便。显微镜下可见大量的白细胞与红细胞，并可见吞噬细胞。大多数病例，在发热 24 h 之内，大便检查可呈典型改变，延至 2～3d 方见脓血便者为数很少。

（三）粪便培养　最后确诊严格地说须靠粪便细菌培养。做培养时应采取新鲜有脓血的粪便。若不能立即做培养，可先加入缓冲甘油盐水保存液少许，以暂时保存痢疾杆菌的活力。最好床边采样或用肛管采便以提高阳性率。痢疾患者的粪便培养不可能全部得到阳性结果，所以阴性结果不能否定细菌性痢疾的诊断，尤其是用抗生素治疗以后，更易影响培养结果。

（四）血清学试验

1. 免疫荧光抗体法将标本固定于载玻片上，加荧光标记的特异性免疫血清，检测志贺菌属抗原，方法简单快速。

2. 免疫荧光菌球法先将标本接种于液体培养基内增菌，再将荧光标记的志贺菌属免疫血清加入培养基内，培养 48 h 后，在荧光显微镜下可见光亮的菌球小菌落，此种方法简便、快速、特异性好、阳性率高。

3. 间接血凝抗体测定　此法仅作辅助诊断，或作流行病学鉴别血清型别之用。

4. 协同凝集试验以金黄色葡萄球菌作载体，抗体球蛋白的 Fab 段与特异性抗原相结合，其 FC 段与金黄色葡萄球菌壁上的 A 蛋白相结合，使金黄色葡萄球菌发生凝集，此法可测定抗原、抗体。

5. 新的快速免疫检查用志贺菌属多价抗血清与患者稀释的粪便在普通玻片上经用艳蓝染色等处理后，产生“菌体膨胀反应”，在光学显微镜下可见膨胀的细菌外有一层抗原抗体结合形成的膜，用以鉴定志贺菌属抗原的存在，从而得到快速诊断。

【诊断】

发病多在夏秋季，有进食不洁食物或与细菌性痢疾患者接触史。中毒型细菌性痢疾患者多有高热、惊厥、嗜睡、昏迷及循环和呼吸衰竭，而胃肠道症状常不明显，及时经灌肠或肛拭取粪便检查可发现较多的白细胞及红细胞，临床一般可以作出诊断。确诊有赖于粪便培养有志贺菌属。

【治疗】

（一）急性细菌性痢疾的治疗

1. 一般治疗　消化道隔离到临床症状消失，粪便培养 2 次阴性。饮食以少渣易消化的流质及半流质饮食为宜。保证足够的水分，维持电解质及酸碱平衡，脱水轻者且不伴呕吐可用口服补液，如因严重吐泻引起脱水、酸中毒及电解质紊乱者，则需静脉输入葡萄糖、生理盐水及电解质，酸中毒需补碱性液体。

2.病原治疗　喹诺酮类抗菌药物对志贺菌属具有较强的杀菌作用，与其他抗生素无交叉耐药，对质粒传递的耐药菌株有良好的抗菌作用，口服可完全吸收，是目前治疗细菌性痢疾较理想的药物。诺氟沙星成人每次 0.2～0.4 g，每日 4 次口服，儿童 20～40mg /（kg·d），分 3～4 次服用，疗程 5～7 d。亦可用其他类氟喹诺酮类药物，如环丙沙星、氧氟沙星。病情重不能口服者，可静脉滴注。但须注意该类药物以往认为小儿禁用或慎用，近年来多数学者认为对儿童不列入禁用，但必须严格掌握适应证、剂量、疗程，并注意观察药物毒副作用。本类药物孕妇不宜使用。

3.对症治疗　高热可用退热药及物理降温，腹痛剧烈可用解痉药如阿托品及颠茄。毒血症状严重者，可酌情小剂量用肾上腺糖皮质激素。

（二）中毒型细菌性痢疾的治疗　治疗原则为选用强效抗菌药物，加强对症治疗，重点防治高热、惊厥和呼吸衰竭。

1.病原治疗　近年来耐药菌株逐渐增多，志贺菌属对磺胺、氯霉素、四环素已普遍耐药，对庆大霉素、氨苄西林、卡那霉素、呋喃唑酮、复方磺胺甲唑已有不同程度耐药。为有效地控制感染，联合使用两种抗生素，同时应根据当地当时药敏情况及临床经验，选用强效的抗生素药物，先静脉给药，病情好转后改口服，疗程不宜短于 5～7d。常用抗菌药物的具体用法如下：

1）氟喹诺酮类

（1）诺氟沙星：成人每次 400 mg，每日 2～3 次，口服；儿童 10～30mg /（kg·d），分 3～4 次口服。也可以静脉给药，婴幼儿慎用。

（2）环丙沙星：成人200mg以50 g/L（5%）的葡萄糖液50～100ml稀释后静脉滴注，每日2次；儿童20～25 mg/(kg·d)，分2次静脉滴注，疗程不超过5 d。

2）头孢菌素类

（1）头孢噻肟：成人每日8～12g，儿童100～150mg/(kg·d)，分3～4次稀释后静脉滴注。

（2）头孢曲松：成人每日2～4 g，儿童20~80 mg(kg·d)，分1～2次稀释后静脉滴注。

（3）头孢哌酮：成人每日4～8 g，儿童190～150mg/(kg·d)，分2次稀释后静脉滴注。

（4）头孢呋辛：成人每次0.75～1.5 g，每日3～4次；儿童100～200mg/(kg·d)，分3～4次，肌肉注射、静脉注射或静脉滴注。

注意上述药物与青霉素有交叉过敏反应，对青霉素过敏者慎用。

3）其他抗生素

（1）庆大霉素：成人每日0.24～0.64 g，儿童10。15 mg/(kg·d)，分2～3次口服；亦可成人每日0.16～0.32 g，儿童4～8 mg/(kg·d)，分次稀释后静脉滴注。

（2）妥布霉素：成人和儿童均为每次1.5 mg/kg，每8 h 1次，可肌肉注射或静脉滴注。

（3）呋喃唑酮：成人每次0.1 g，每日3～4次，口服；儿童5～10mg/(kg·d)，分3～4次口服。

2.降温、止惊　因高热易致惊厥，加重脑缺氧和脑水肿，从而导致呼吸衰竭，因此，迅速降温、止惊是防止病情进展的重要措施。亚冬眠疗法降温效果好，目前常用。方法为氯丙嗪和异丙嗪每次各 1～2mg / kg，肌肉注射。根据病情决定用药间歇时间，一般 2～4h1 次，共 3～4 次。对极度烦躁不安者，必要时加用地西泮成人每次 10mg，儿童每次 0.2～0.3mg / kg，肌肉或静脉注射。对体温高而持续不降者，给予物理降温和药物降温。

3.抗休克

1）解除微血管痉挛：目前常用血管扩张剂山莨菪碱（654-2）或阿托品治疗。

（1）山莨菪碱：本品可解除微血管痉挛，改善微循环。应用指征为：面色苍白或灰白，四肢末梢发凉；惊厥，呼吸节律不整；肌张力增强，血压升高；口唇发绀，皮肤花纹，脉压<2.7 kPa 或血压下降。应用剂量因人而异，宜从小剂量开始。成人每次 40～50mg，儿童每次 1～2mg / kg，每 10~15min 静脉注射 1 次。病情危重时剂量加大，成人每次 60mg，儿童每次 3～4mg/kg，每 5～10min 给药 1 次。待四肢转暖、面色微红、脉搏有力、血压回升及呼吸改善时停用。如病情再度恶化，可再重复上述治疗。

（2）阿托品：本品主要是通过拮抗乙酰胆碱、儿茶酚胺、5-羟色胺等活性物质对微小动脉的致痉挛作用，而达到改善微循环的目的。应用剂量为儿童每次 0.03～0.05 mg / kg，成人每次 1～2mg / kg，每 10～15 min 静脉注射 1 次。应用指征、停药指征与 654-2 相同。

2）扩充血容量、纠正酸中毒：一般先用 2：1 溶液[2 份生理盐水，1 份 14g / L（1.4%）的碳酸氢钠]，成人 500ml，儿童每次 10～20ml / kg，快速静脉滴注，然后算出丢失量、生理需要量和继续丢失量（应扣除首批输入的液体量），将当天补给的 1／2 量在头 8～12h 输完，常用 1／2～2／3 张含钠液；余下 1／2 量在后 12h 输完。第一天用 1／2～2／3 张含钠液，第二天以后用 1／3～1／4 张含钠液。全日补液量成人 3000～3500ml，儿童 60～80ml／kg，宜根据患者的情况和尿量而定。重症休克多有明显酸中毒，可先用 50g/L（5%）的碳酸氢钠，成人每次 250～300ml，儿童每次 5 ml／kg，静脉快速滴入。后用 2：1 溶液（用量同前）。其后用 60g／L（6%）的分子葡萄糖酐，可疏通微循环和扩容，成人每次 500ml，儿童每次 10～20ml／kg(1 次最大剂量不超过 300 ml)，静脉滴注。以后根据患者具体病情并参照血液生化测定结果补充碱性溶液。待患者循环改善及酸中毒纠正后，改用生理维持液补给，同时注意补钾。

3）其他治疗

（1）强心剂的应用：中毒型细菌性痢疾休克患者，由于血管痉挛，心肌缺血缺氧，同时内毒素可直接作用于心肌，易致心功能不全。为此，在治疗过程中，根据病情用强心剂以加强心肌收缩力，增加心排出量，并改善循环系统的血液供应。毛花苷 C 成人每次 0.4mg，儿童每次 0.01～0.15mg／kg，肌肉注射或稀释后缓慢静脉注射。毒毛花苷 K 成人每次 0.25 mg，儿童每次 0.007～0.01 mg／kg，稀释后缓慢静脉注射。必要时 8～12h 重复应用。

(2) β 受体兴奋剂的应用：多巴酚丁胺主要选择性兴奋 β_1 受体，对 β_2 受体和仅受体作用较弱，对多巴胺受体无作用。治疗量可以兴奋心脏，使心肌收缩力增强，心排血量增加。用法：20～40 mg 儿童入 50g／L（5%）的葡萄糖液 100～200ml 中，以 2.5～10 μg/（kg·min）的速度滴入，根据病情调整滴速。如经扩充血容量、纠正酸中毒、应用 654-2 等处理后血压未稳定回升，可以考虑多巴胺 10～20 mg 加入 100g／L（10%）的葡萄糖液 100～150 ml 中静脉滴

注（根据血压调整速度），还可以与多巴酚丁胺联合应用。临床须注意多巴胺作用随剂量大小有所不同：小剂量[2～5μg/(kg·min)]主要兴奋多巴胺受体，使。肾及肠系膜血管扩张，出现利尿作用；中剂量[6～10μg/(kg·min)]主要兴奋β_1受体，使心肌收缩力增强，心排血量增加；大剂量[>10～15μg/(kg·min)]主要兴奋α受体，使血管收缩，血压升高。

（3）缩血管药的应用：中毒型细菌性痢疾休克早期应用缩血管药可加重微循环障碍，减少组织灌注量，弊多利少，因此，必须严格掌握应用指征，在休克晚期或经积极扩充血容量、纠正酸中毒，并应用相当量的血管扩张药以及强心等综合措施后，休克并无明显好转反趋恶化时，或虽症状有改善，但动脉压一直很不稳定处于低水平时，可考虑用间羟胺等药。

（4）肾上腺糖皮质激素（激素）的应用：激素可解除内脏小动脉痉挛性收缩，扩张血管，改善微循环及降低周围阻力，使静脉回流增加，并加强心肌收缩力和增加心排血量，早期应用激素可较快地缓解感染中毒症状，防止病情进一步加重，同时具有抗休克作用。常用氢化可的松或地塞米松。氢化可的松用量，成人每次100 mg，儿童为每次25～50 mg，静脉滴注。地塞米松用量，成人10～20mg，儿童为每次0.5～1.0mg/kg，静脉滴注。必要时6h后可重复应用。

4.防治呼吸衰竭　由于脑微血管痉挛，致使脑组织缺氧、缺血和水肿，从而导致呼吸衰竭发生，所以防治呼吸衰竭非常重要。

1）早期应用血管扩张药、亚冬眠疗法可预防呼吸衰竭。

2）脑水肿者给予200g/L（20%,）的甘露醇，每次1～2g/kg，每4～6h用药1次，必要时可用300g/L（30%,）的尿素，每次0.5～1g/kg，静脉推注，直至脑水肿症状消失。

3）如已出现呼吸衰竭，应立即应用654-2大剂量（成人每次60mg，儿童每次3～4mg / kg）、短间隔（每5～10min 1次）反复静脉注射。

4）注意给氧、吸痰，保持呼吸道通畅，应用呼吸兴奋剂等。

5）如呼吸停止，立即行气管插管或气管切开，以及人工辅助呼吸。

参考文献

[1]高树庚，张德超.肺癌筛查和早期诊断研究进展[J].癌症进展，2004，2：198-202.

[2]赫捷，陈万青.2012中国肿瘤登记年报[M].北京：军事医学科学院出版社，2012.[3]代敏，李霓，李倩，等.中国城市肿瘤高危人群预警模型及其早诊早治的试点研究[J].第十三届中国科协年会第18分会场——癌症流行趋势和防控策略研究研 讨会，2011：249-252.

[4]代敏，石菊芳，李霓.中国城市癌症早诊早治项目设计及预期目标[J].中华预防医学杂志，2013，47：179-182.

[5]张明，胡晓辉，吴嘉昕.一种基于混合采样的非均衡数据集分类算法[J].小 型微型计算机系统，2019，40(6)：1174-1179.

[6]卫生部新闻办公室.第三次全国死因调查主要情况[J].中国肿瘤，2008，17：344-345.

[7]昌盛，代敏，任建松，等.中国2008年肺癌发病、死亡和患病情况的估计及预测[J].中华流行病学杂志，2012，33：391-394.

[8]钱桂生，余时沧.肺癌流行病学最新资料与启示[J].中华结核和呼吸杂志，2012，35：86-89.

[9]王子兴，王钰嫣，唐威，等.低剂量CT肺癌筛查研究现状及主要问题分析[J].中华肺部疾病杂志(电子版)，2015，8：89-92.

[10]宋勇，姚艳雯.肺部小结节的诊断和治疗近况[J].中华肺部疾病杂志(电子版)，2012，5：295-299

[11]姜远英.临床药物治疗学[M].第五轮修订版.北京：人民卫生出版社，2014.

[12]中华医学会放射学分会心胸学组.低剂量螺旋CT肺癌筛查专家共识[J].中华放射学杂志，2015，49：328-335.

[13]高树庚，张德超.肺癌筛查和早期诊断研究进展[J].癌症进展，2004，2：198-202.

[14]代敏，石菊芳，李霓.中国城市癌症早诊早治项目设计及预期目标[J].中华预防医学杂志，2013，47：179-182.

[15]代敏，李霓，李倩，等.中国城市肿瘤高危人群预警模型及其早诊早治的试点研究[J].第十三届中国科协年会第18分会场——癌症流行趋势和防控策略研究研讨会，2011：249-252.